ROCKET
クリニック開業
START
ロケットスタート戦略

開院3年でその後の開業医人生が決まる

梅岡比俊

医療法人梅華会グループ 理事長
梅岡耳鼻咽喉科クリニック院長
M.A.F主催者（開業医コミュニティ）

中外医学社

はじめに

　今この本を手にしてくださっている皆さんは、開業を志されている医師あるいは、開業して日も浅い医師の方々でしょうか。私が兵庫県西宮市樋之池に最初のクリニックを開業したのはこの本を書いている現在、2016 年から 8 年前になりますが、当時、クリニック開業に関するノウハウ本はほとんどありませんでした。お陰様で今でこそ順調に患者さんも増え、私の専門とする耳鼻咽喉科クリニックを 4 院開設し、2016 年秋には小児科と耳鼻咽喉科をコラボしたクリニック 1 院、計 5 院をオープンするまでに至りました。また、私生活においては趣味であるフルマラソンやトライアスロンを完走したり、最愛の家族と国内外の旅行に出かけたりキャンプをするなど、自分自身の生活もエンジョイしています。

　とはいえ、開業準備期から今まで何も悩むことなく、何も失敗することなくクリニック経営が順調に発展してきたわけではありません。さまざまな失敗を経験し、一つひとつ問題を解決しながら、ようやくここまで来られたと思っています。詳しいことはすでに発刊されている『経営学を学んでいないドクターのためのクリニック成功マニュアル』に譲りますが、この本ではクリニック経営を成功するためのキーポイントや、開業してから 3 年目までに行うべきだと思うことを私の経験から具体的に書かせていただきました。

　なぜなら、これから開業される医師の皆さん、開業間もない医師の皆さんが、この本を通じて私が 8 年で体験したことや学んだことを知り、できるだけ失敗なしでショートカットして経営を順調な軌道に乗せることができたらいいな──と願っているからです。

こうして私が皆様方にこのようなお話ができるようになったのも、ひとえに自分自身に、開業してからの礎というものが出来上がったからだと思っております。

　よく、自分自身の心の中のコップが満たされていないと、その溢れた分を人に対して与えることができないといわれますが、自分自身のコップが満たされているからこそ、このような形で本を書こうという気持ちになったり、あるいはクリニックの見学を受け付けることができる心の余裕というものがあるのではないかと思います。

　開業当初はただただ日々、医院の運営が成り立って行くのか、借金を返済することができるのか、いろいろな不安が綯い交ぜになっていましたが、そういったステージから上に来ることができたからこそのお話であり、決して自分が聖人君子というわけではなく、コップの水ということを考えれば、自分自身がこのような形で広く貢献できることは望外の幸せであります。

　もちろん、開業医がすべてではありません。勤務医として臨床を極める、あるいは医学教育に邁進する、研究に没頭する——そういった選択肢もあろうかと思います。しかし、勤務医として臨床を極めていくうちに、どこかのタイミングで開業を考えるときがくるかもしれません。また、現にこの本を手に取ってくださっている皆さんの中には、すでに開業を目指している方もいらっしゃるかもしれません。私は、そのような皆さんに、実際に開業というのはどういうものなのか、開業までや開業してからの経過はどうなのか、開業する場合の注意点は何か——などについて、私が思ったまま、感じたままを率直にお伝えしようと考えています。この本を読んでいただき、開業することのメリット・デメリットも含め、包括的に開業とはどういうものかを理解をしていただき、ご自分自身で開業するか否かを決定するための材料となればとも考えています。

そして、私自身にとってのこの本は、単に私自身が開業医として充実した生活を送るだけでなく、医師としても経営者としても成功された皆さん方と、開業医同士のコミュニティーをつくり、医療業界を取り巻く社会情勢をはじめとする諸問題の解決や医療情報の交換、医療技術の研さんを育むこととともに、大きくは、同志の皆さんと日本の将来を語り合っていくきっかけになってほしいと願っているからでもあるのです。

　こうして出版を通して全国の先生方とご縁をいただいていることに本当に感謝しています。

　　2017 年 5 月

　　　　　　　　医療法人　梅華会グループ　理事長
　　　　　　　　梅岡耳鼻咽喉科クリニック　院長
　　　　　　　　M.A.F 主催者　梅岡　比俊

目　次

● Prologue ●

 ## 1 医科業界の現状とこれから

　まず、今私が感じている医療業界の現状と将来をお伝えしたいと思っています。それは、従来のように開業すれば患者が集まるという時代はすでに終わった、と私が感じているからに他なりません。もはや、休日も夜間も食事もままならない勤務医生活に疲れたとか、勤務医として燃え尽きたとかいった従来のような理由でも、開業しさえすれば患者さんは集まるという時代ではないと思っているからです。

　私は1973年生まれ、ちょうど第2次ベビーブーム世代として生まれました。幼少時は身体が弱く、何回も発熱を繰り返しては、祖母に小児科医院に連れて行ってもらったものです。受診した近くの小児科医院はいつもいっぱいで、当時は予約システムなど当然なく、立ったまま順番を待っているのが当たり前、また、どのくらい待っていればいいのかも予測がつかないため、体調が悪いたくさんの子どもたちが待合室でずっと待っていました。

　その当時の小児科医院はどこも繁盛していたように思います。さらに、それは小児科に限らず、医療業界全般にいえたことなのではないでしょうか。歯科業界をみても、むし歯で何回も歯科クリニックに通っていましたが、同じように混雑していた印象しかありません。そして、どのクリニックに行っても、医師から病気の説明を受けたり、医師と治療について話し合うということはなく、医師が一方的に治療をし、医師に言われたとおりに薬を服用したり、歯磨きをしたりするのが当たり前でした。

　そのような時代から30数年、医科、歯科を問わず医療業界全体

が大きく変化しました。歯科業界ではワーキングプアの歯科医師が
いるといわれるほど、年収が300～400万円しかない歯科医師も
いるといわれる時代に入ってきています。その理由を示す、ある明
白なデータが存在します。

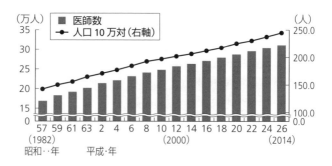

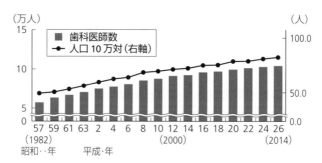

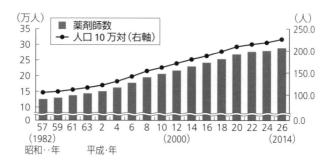

■ 医師・歯科医師・薬剤師数の推移

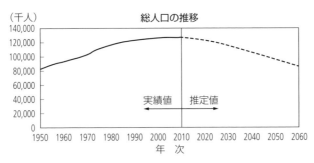

（千人）　　　　　　　総人口の推移

■　日本の総人口の推移

　厚生労働省「平成 26 年（2014 年）医師・歯科医師・薬剤師調査の概況」によれば、医科でも歯科でも医師の数は年々増加し続けています。一方、同じく厚生労働省の人口動態統計によれば、日本の人口は 2010 年を境にピークアウトすることが示されています。人口が減少するなんて日本ではかつてない経験です。人口は永久に右肩上がりに増え続けると思っていた私たちにとって、思いもよらない時代が実際にやってきたわけです。

　人口は毎年増加するのに、医師の数が圧倒的に不足していた 1970 年代は、医師の数を増やすために、国の政策として 1 県につき一つの医科大学あるいは医学部をつくろうという時代でした。その政策により医科大学・医学部の数は増え、現在、その数は 80 以上、年間 9000 人もの医学生が医科大学や医学部を卒業しています。一方、人口は減少し始めています。つまり、毎年多くの医大生を世に送り出し続ける政策を採り続けているために、医師が余る時代に突入してきているのです。

　特に歯科では医師数の増加が顕著で、現在では、これ以上歯科医師が増えては困るという理由で、あからさまに国家試験を難しくして合格者を減らすということさえ行われています。全国にあるコンビニ数は 60,000 軒、歯科クリニックはそれを超える 80,000 軒といわれ、歯科においては、すでに過当競争の時代に入っているので

す。私の知っている範囲でも、患者さんから高い評価を受け、地域の方から信頼を得て、大変混雑している歯科医院もあれば、経営が難しく、細々と開業している歯科医院もあります。この事実は、これからの我々医科業界を予測するに十分な例といえるのではないでしょうか。

　遠からず、我々医科業界においても、医師過剰という状態に直面する時代がやってくると思うのです。医科医師が余り、クリニックに来る患者さんが減る時代、開業医もワーキングプアになる時代がやってくると予測できるのです。そこで、そのような状態に直面する前に、開業時からしっかりとした経営戦略を立て、クリニックの勝ち組に入れるよう備えることが必要と私は考えます。

　皆さんが開業を検討されている理由には、さまざまなものがあると思います。私のように、医師になった当初から開業するつもりだった方、親御さんから継承される方、お子さんの教育やご両親の高齢化などの家庭の事情により定住を考えての方、増収目的の方、などなど。歳を経ることで体力的に勤務が辛くなった方もいらっしゃるかもしれません。しかし、開業の理由はさまざまでも、いずれの場合にも当てはまる、心しなければならないことがあります。それは、従来のように、ただ開業してクリニックの看板さえ掲げれば、自然に患者さんが集まってくるといった時代は終わった、ということです。開業したからフィニッシュではなく、開業はあくまでスタートです。ですから、**開業してからも開業医としてのノウハウを永続的に磨く必要がある**のです。

　その理由は、先ほども申し上げたように、医師やクリニックが余る時代が必ず到来するからに他ならず、地域の方々の信頼と評価が得られなければ、クリニックとしての発展はないといえるからなのです。開業資金の返済に追われて働くだけ、ということだってないとはいえないのです。ですから、いかなる理由で開業医を目指す場

4

合でも、これから起こりうることをイメージし、シミュレーションを行い、避けられるリスクは回避し、余裕を持って開業の準備をしなければならないと思うのです。

　歯科医師の過剰供給に歯止めをかけ始めた現在ですが、医科医師の供給に対する歯止めは、今のところ目に見える形で行われてはいません。将来の人口の減少を考えると、特に都市部で開業を目指している場合は、20年後には、現在の歯科クリニックのように勝ち組・負け組の二極化が起こると予測できます。

　また、国の社会保障費の増大という問題を考えるにつけても、今は何の疑問もなく行っている保険診療ですが、医療費削減の政策が進むことを想定すれば、保険診療から自由診療にシフトすることや、コスト削減に対する意識を高める必要があると考えます。つまり、開業医は、医師としての知識や技術に加えて、経営者としてのマネジメント能力を磨くことが不可欠となるのです。

② 私が感じる医科医師と歯科医師との違い

　いずれ医科医師も歯科医師と同じような環境におかれるといいましたが、少し、医科と歯科との違いについて私の感じていることをお話ししたいと思います。

　私が開業を志した時、医科業界は経営的視点に関して遅れているとか、経営に対して甘いとかいう認識は全くありませんでした。といいますか、経営という観点で開業を考えることすらありませんでした。開業を志した時、私が相談したり、実際を見聞きしたりしたのは、当然のようにすべて医科医師でした。ですから、歯科医師とは触れ合う機会さえもありませんでした。

　当時も今も、医科医師のコミュティーにおいては、経営について真剣に話し合う場はないと思っています。皆さんの中には、各都道府県には医師会というコミュニティーがあるのでは——と思われる

方もいらっしゃるでしょうが、医師会は、保険診療や行政への要望等を話し合う場であって、経営について議論し合う場ではないと、私は感じています。つまり、医科業界には経営やスタッフマネジメントを議論し合うコミュニティーはないというのが、開業して8年を迎えた私の感じているところです。

　一方、歯科業界では、治療技術に関する議論ばかりでなく、効率よく、しかも患者さんに満足いただくための経営やスタッフマネジメント等を学び合う勉強会やコミュニティーが、いくつも存在するのを目にします。そして、歯科医師の経営に対する意識は高く、勉強会や研修会などに多少費用を出してでも参加する歯科医師の数はかなり多いと感じます。

　一方、医科業界に関しては、正直申し上げて、自己研鑽のための勉強に対して投資するという環境と習慣がないのが現実ではないでしょうか。私たち医科医師がまず思い浮かべる勉強会といえば、製薬メーカーによる薬剤の勉強会や研究会ですが、これに参加した場合、会場までの交通費や宿泊費等は製薬メーカーに支給してもらい、すべて段取りされた勉強会や研究会の後は、開催地にある一流のホテルでの交流会でビュッフェ形式の食事が支給され、食べ放題飲み放題——それで、参加費は1000円あるいは2000円が相場。製薬会社にとっては、薬の広告や販促という目的があるので採算を度外視した参加費を設定しているのでしょうが、これに慣れた医科医師にとって、勉強会や研修会に対する自己負担は1000〜2000円が常識となってしまってはいないでしょうか。

　私がしばしば参加する経営やマネジメントに関する勉強会やセミナーの参加費は桁が違い、普通でも万単位、高ければ10万単位です。私が、それらの経営やマネジメントなどの勉強会や研修会に参加すると、歯科医師の方には多くお会いしますが、医科医師の方とはほとんどお会いすることがありません。歯科クリニックでは予約

6

制が浸透しているので、その時間に予約を入れなければ参加しやすいという、医科医師との違いが理由なのかもしれませんが、医科医師の場合、医師となった後、自分の勉強や研鑽に費用を支払うということ自体が、想定外なのかもしれません。これは、私が思うに非常に残念なことです。

　歯科業界は、現在では経営やマネジメントの知識がないとやっていけない時代に入っているので、高い参加費を支払ってでも、勉強会等に大勢が参加しています。かたや医科業界は、歯科業界と違って経営やマネジメントに関する知識や情報を積極的に学ばなくても、何とかやっていけているから、費用を支払ってまで勉強会等に参加していないのでしょう。しかし、20年後、30年後、必ず医科医師も余る時代、医科クリニックにも過当競争の時代がやってきます。だから、医科医師でも今から経営やマネジメントに関して自己学習・自己投資が必要だと、私は考えるのです。

　医科医師と歯科医師を比較すると、歯科医師には、研究や教育に進む医師が医科医師に比べて少ないという特徴もあります。ほとんどの歯科医師が臨床に進み、早い段階、30歳代で開業し、経営者となる方が多いのも特徴的です。大病院の勤務医としての立場が長い医科医師に比べて、若く柔軟であるが故に勉強する意欲が高いのかもしれません。

　いずれにしましても、私たち医科医師が開業するに当たって、その心がまえなど、歯科医師に学ぶ点はたくさんあると思います。

③　私が予想する 20 年後の日本

　日本の将来を表すものとして真っ先に挙げることができるのが、先に記載した厚生労働省が調査した人口動態統計で、これは、今後の日本をかなり正確に予測できるデータだと思います。当たり前ですが、20年後、現在10歳の子どもは必ず30歳になっているわけ

で、天変地異や多くの移民の受け入れなど、よほどのことがない限り、人口動態統計による予測はかなり正確に将来を示しているといえるでしょう。

ご存知のように日本はすでに少子高齢社会に入っていますが、人口動態統計を見ていると、これからの高齢化率は一層上昇することがわかります。現在の社会保障制度がこのまま続くとしたら、確実に少数の生産人口が多数の老年人口を養うことになりますので、社会保障制度そのものを大きく見直す時代がやってくるかもしれません。

現に、私は医師国家試験に合格して医師国民健康保険に加入しましたが、当時、自分が診療を受ける際の自己負担はゼロ、それが1割になり2割になり、現在では3割になっています。また、他の健康保険組合をみても、昔はゼロだった自己負担が、1割、2割、3割と徐々に上昇してきています。ですから、将来、自己負担が5割、7割となることが絶対ない、と言い切ることはできないのではないでしょうか。

そして、自己負担が増えれば増えるほど、患者さんの受診は抑制されることが予想できます。そうなることを想定した時、医師は、病気の治療というアプローチではなく、病気の予防というアプローチ、初めから保険診療を当てにしない方法を考慮する必要があると思うのです。なぜなら、ご存知のように予防医療は保険診療の対象ではありませんが、自己負担率が高くなった保険診療を長期間続けるくらいなら、全額自費負担でも病気を予防するほうを選ぶ——というマーケットは伸びる、と私は考えるからです。

さらに、1991年のバブル崩壊以降デフレは続き、GDPは政府の思惑どおりには伸びず、国債の発行は続き、税収額も伸び悩んでいます。このように国の経済状態が向上しない今、国から援助を受けて保険診療を行っている私たち医師も、診療報酬の減少という形で

8

影響を受けると考える必要がありそうにも思うのです。

　そしてさらに、現在でも、鎮痛剤のロキソニンや、抗アレルギー薬のアレグラなど、以前は医師の処方でしか使えなかった薬が、医師の処方なしでも薬局で購入できるようになってきました。今まで既得権益の上にあぐらをかいていた私たちも、その座を脅かされるようになってきたのです。アメリカでは、すでに糖尿病や高血圧の薬でさえ、薬局で売っていると聞きます。アメリカは自己責任という観念が日本より強いとはいえ、日本でも国が負担する医療費を減少させる必要に迫られれば、全額自己負担にし向けるよう、**医師の処方なしに買うことのできる薬は増えてくる**と考えられるのです。

　そのほか、現在、医療ロボットの開発も進んでいます。風邪やアレルギーなどの比較的軽い疾患は、医療ロボットが診察し、OTC医薬品を薬局で処方するということも現実味を帯びてきています。私の専門である耳鼻咽喉科領域でも、ロボットが熱を測り、鼻水の性状をみて、扁桃腺の腫れの有無、声帯の荒れの有無等も観察して、風邪あるいはアレルギー性疾患の診断を下してくれる時がくると思うのです。

　そうなった時には、患者さんの医療機関離れというものはさらに加速する可能性があると思います。いずれにしても、医師の医療技術自体もずっとこれからも守られていくわけではなく、私たち医師の技術の特性が失われる、いわゆるコモディティ化され、医師の競争優位性は失われていくかもしれないのです。

Chapter 1

経営者マインドを
持つ

心の準備期

　私は、開業後、クリニック経営を順調に行うには、開業を計画してから準備を行うのでは遅いと感じています。なぜなら、サラリーマンである勤務医から本当の意味の経営者である開業医に突然なれるわけではないからです。勤務医時代に培った医療技術は開業医として十分でしょう。しかし、物事の捉え方や考え方、心の持ち方は、勤務医と開業医ではまったく異なります。それを準備段階から開業医仕様に変えていくことが成功の秘訣と考えています。

　そこで、Chapter1 では、開業 3 年後までにクリニック運営を安定させるために必要となる経営者マインドをお伝えしようと思います。

開業 3 年後にクリニック運営を安定させるための 7 つのカギ

① 目的の決定　　　　　⑤ チームづくり
② マインドの書き替え　⑥ マニュアル化
③ ワクワクする計画づくり　⑦ 継続学習
④ 計画の実行

 ① 目的の決定

　最初のクリニックを開院してから 8 年、お陰さまで私のクリニック運営は順調です。その私が、クリニックを開業するに当たり、最も重要だと思うことは「なぜ開業するのか」、「なぜその土地で開業するのか」、「なぜその診療科目で開業するのか」、「どのような医療を患者さんに提供していくのか」といったの開業の目的を

しっかりと考えるということです。

　私たち医師は、患者さんの診療や治療については、日々十分に勉強をし、頭を働かせ、考えていると思います。しかし、こと自分自身や自分の生活や人生についてだったり、自分の得たい結果を得るためのハンドリング方法など、人生の目的について頭を働かせる機会があまりないように感じます。

　例えば、医師として、○○科の専門医を取得するとか、○○病院の医科部長になるとか、○○大学の教授になるとか、開業するとか──そういった目標を持つ方は多いでしょうが、その先にある医師を職業とする一人の人間として、どのような人生を送るのかという目的や理念まで定めている方は少ないと思うのです。私は、目標と目的は異なると思っています。目標と目的、どちらも何かに向かって行動することに変わりはないのですが、目標は差し当たって目指すもので具体的な物事、目的はその先にある最終的に目指すものです。目標には目印の意味もあるように、目的を達成するための目印ともいえます。ですから、目標しか設定していないと、それを達成すればゴール。いざ目標を達成した時にはその先がみえなくなってしまうので、人生そのものがつまらなくなってしまうし、それ以上は望めません。

　ここに一つの事例があります。1969 年、アポロ 11 号が月面着陸したことはご存知と思いますが、アポロ計画でロケットに搭乗していた宇宙飛行士の多くが、月から戻って目標を失ってしまったことで精神疾患を患ったというのです。彼らが月面着陸から生還した後の人生まで考えていたら、そのような結果にはならなかったのではないでしょうか。これでもわかるように、目標の先にある目的・人生の理念を考えることが大切なのです。

　何となく勤務医が嫌になって開業した、勤務していた病院の近くで何となく開業した──これでも診療技術があって、コミュニケー

ション能力も一応備えた医師なら、それなりに患者さんは来るでしょう。しかし、患者さんさえ来れば、その医師は自分の人生に満足できるのでしょうか。満足できる人生を送るには、開業という目標の先にある目的を考える、すなわち、なぜ開業するのかを深く考えて自分の中に落とし込むことによって、開業後に仕事でもプライベートでも自分の人生を楽しむことができると思うのです。開業後、ルーチンワークのように、ただただ診療を続けるだけということであれば、いくら患者さんが来て収益は上がったとしても、その開業が真に成功したとはいえないのではないかと私は思います。

　まず、自分はどのような人生を歩みたいのか、家族とどのような生活を送りたいのか——人生の目的をイメージしてみましょう。そうなるためには、どう開業し、どこで開業し、どの診療科目で開業し、どういう医療を患者さんに提供していけばいいのか——と逆算して決めていくのです。

　そして大事なことがもう一つ、家族、特に配偶者の理解と協力は不可欠です。あなたの人生の目的がしっかりと決まったなら、家族の皆さんとそれを共有できるまで話し合ってください。

② マインドの書き替え

　サラリーマンであった勤務医と、経営者である開業医の思考はおのずと異なるはずです。これは医師だからといって特別なわけではなく、一会社員が独立して起業するのと同じことだと思います。ただし、私たち医師は一人では開業できないという点に大きな特徴があります。

　会社員だったら、最初は個人事業主として一人で事業を始めたり、パートナーと二人で始めたり、あるいは電話番にパート社員を一人だけ採用する——というように、非常にミニマムな規模で開業することが可能です。一方、我々医師が開業する場合には、最低で

もスタッフを1〜2名、場合によっては数名採用しなければなりません。ちなみに、私が開業した時には6名のスタッフを採用しました。つまり、チームで仕事をすることが不可欠の我々の仕事は、開業医になったとたん、チームをマネジメントするという、勤務医時代には経験のない大きな壁に立ち向かわなくてはならないのです。

　言い換えると、これまでは組織の一員として、先輩や後輩の医師、あるいは看護師といったコメディカルと連携をとるという形で医療を行っていればよかったのが、開業したとたん、医療を提供する以外に経営者として組織をまとめるという、かつて経験のない仕事が大きなウェイトを占めることになります。組織をマネジメントすることはいいつくしてもいい足りないほど重要です。

　また、この組織をマネジメントするという点で、多くの開業医が壁にぶつかっているのを私は目の当たりにしてきています。私は、その壁をぶち破るために必要なのは、マインドの書き替えであると考えます。

　組織の中の一員である勤務医時代のマインドとしては、専門職として医療の技術を磨き、自分の役割をしっかり果たすよう精進することでよかったでしょうが、経営者である開業医となると、自分だけをみて自分の技術だけを磨けばいいのではなく、自分の医療技術は確立されたうえで、看護師など他のスタッフの業務を確認し、コントロールしながらチームをつくるという経営者マインドが必要になります。勤務医時代は上司である教授なり部長先生なりが行っていたチームづくりを、今度は自分で行わなければならないわけです。

　開業するには、自分でクリニックを開く目的を明確にし、その目的に賛同してくれる人材を採用して教育し、提供してくれた価値に応じた給与を分配する——といったさまざまなことを的確に行って

いかなければなりません。それには自分中心目線から組織全体目線へという経営者マインドへの書き替えが必須となります。

そして、二つ目に書き替えなければならないのは、金銭に関する感覚です。クリニックを開業するには一つの事業に対して何千万円、あるいは億を超える資金が必要になります。開業計画が実行に移ると、勤務医であった今までの自分の金銭感覚では正確に判断できない金額の世界で、次々と契約を行い、資金を放出していかなければならなくなります。例えば、レントゲンなどのさまざまな医療機器や医療設備は数百万円、高いものでは数千万円します。それを買うか買わないかは、自分の診療方針に対する考えのほか、購入することで売り上げが向上するかなど、採算が見合うかどうかを見極める必要があります。つまり、金銭を単純にそこに記された金額だけでなく、費用対効果という観点で良し悪しを判断できるように、金銭感覚を書き替えることも必要になってきます。

そういったクリニックに投じる資金の中でも、特に医療者にとって馴染みがないのが宣伝・広告費です。費用対効果に対する意識が薄れてしまうと、宣伝・広告費に投資ができなくなります。形のないものに投資することに躊躇していると、結果として事業がうまく回らなくなるということもあり得ます。**プライベートと事業上の金銭感覚を使い分ける**——これもマインドの書き替えにあたると思います。

三つ目は、その市場における自分自身の価値の書き替えです。皆さんの意識の中における医師の時給は1万円くらいでしょうか。仮に1万円として、皆さんは、開業してから、1万円である1時間を何に使えばいいのでしょう？ レセプトとニラメッコをして隅から隅までチェックする1時間（1万円）なのか、クリニック内の掃除が行き届いているかチェックする1時間（1万円）なのか、業務を管理するためのパソコンをカスタマイズする1時間（1万円）な

のか──さて、院長の貴重な1時間を何に使ったらいいのでしょう。結論からいえば、医師であり、院長である皆さんは時給1万円の価値があるもの以外の仕事をしてはいけないのです。1万円以下の価値の仕事はスタッフの誰かに任せるべきで、そうすることで最終的には成果が出てくるのです（もちろん医師として、経営者として最終判断は場合により必要となりますが）。これもマインドの書き替えです。

　医師は能力が高いが故に、何事も自分でしたほうが時間もかからずすぐに成果に結びつくので、ややもするとすべてを一人でこなそうとしてしまいがちです。しかし、他のスタッフでもできる業務は自分から手放すからこそ、院長でなければできない仕事に時間を使えるのです。

　「自分中心目線から組織全体目線へ」「プライベートと事業上の金銭感覚の使いわけ」「院長の1時間を何に使うか」といったマインドの書き替えは、勤務医同士の同じ感覚の中で日々を過ごしていると容易ではありません。そこで、近接さは力なりといわれますように、勤務医時代からできるだけ開業医と接する機会を持つ必要があると思います。勤務医時代から、開業医マインドに触れ、その中でメンター（師匠）と呼べる人物を見つけ見習い、あらかじめマインドを書き替えておくことで、開業した時に壁にぶつからなくてすむとともに、最小限にリスクを回避することができると考えます。

③　ワクワクする計画づくり

　クリニックの運営計画をするには、当たり前といえば当たり前ですが、ワクワクするような計画こそがよい結果を生むと思っています。皆さんの経験にもあるでしょうが、私自身、楽しみでワクワクするような計画を立てたことで素晴らしい成果を手にすることができた体験があります。

　遡って小学校の時には、『信長の野望』や『三國志』といったシュミレーションゲームで、どういった戦略で敵を攻めて領土を取るかをワクワクしながら計画し、素晴らしい成果を収めたこともありましたし、大学時代のテニスサークルでは、スマッシュを正確に決めるための練習計画をワクワクしながら立て、思い通りの成果を上げたこともありました。これらの例はゲームやサークルというようなたわいないことですが、**自分にとってワクワクする計画だったから、良い結果が得られた**のだと確信しています。ここでお伝えしたいのは、目的が何かではなく、ワクワクするというプラスの働きが自動的にモチベーションのアップにつながり、結果、成果が得られるということです。

　とはいえ、ワクワクする計画でも、実行する中で苦痛となる場合

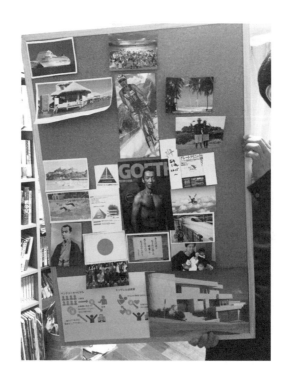

も時もあります。それを克服する方法として私が採り入れているのが「ビジョンボード（夢を紙に書く）」です。私は、1年ごとにビジョン（目標・将来の構想）を紙に記載し、朝晩眺め、達成した時の感情や想いをイメージし、頭に刻み込むようにしています。それは、仕事に限らず、趣味のマラソンについても、ビジョンボードに目標を記載しています。練習に何となく身が入らない時は、42.195キロを完走した後の達成感をイメージし、練習へのモチベーションをアップさせています。マラソンを完走した時のワクワク感をイメージすることで、辛いと感じる練習を乗り越えることができたので、目標であるマラソン完走を達成することができました。真の達成感を得ることができたのです。そして、その達成感は、ビジョンボードに書いたほかの目標達成のためのモチベーションアップにもつながります。マラソンがうまくいくと、よし、クリニック経営も頑張るぞ！という気持ちが沸き上がってくるのです。

　このビジョンボードについて、米国ハーバード大学における有名な調査があります。これは、ハーバード大学の学生に対して行った、「卒業時およびその10年後になされた目標設定とその成果」と題した調査です。まず、卒業時にアンケートで、明確な目標と具体的な計画を紙に書き留めているか否かを問うています。これに対して、3％の卒業生が明確な目標と具体的な計画を紙に書き留めている、13％の卒業生が目標などの設定はしたが特に紙などには書き留めていない、84％の卒業生は特に明確な目標設定はしていない――と回答しました。そして10年後、アンケートに答えた彼らがどのような人生を歩んでいるかの追跡調査を行いました。すると、二つの驚くべき結果が出たのです。

　まず、一つ目は、目標は設定したが、特に紙に書き留めていなかった13％の卒業生の平均年収は、明確な目標設定をしていなかった84％の卒業生の平均年収の約2倍を得ていました。次に二

つ目ですが、明確に目標を設定し、具体的な計画を紙に書き留めていた3%の卒業生は、残り97%の卒業生の実に10倍の年収を得ていたのです。この結果は、明確な目標設定を行い、具体的な計画を立てることが人生の成功のカギになっているし、さらにそれを紙に書くことが重要なカギであることを表しています。私は、この調査により、ビジョンボードによる成功哲学から紙に書き留めることの大切さを確信しました。と同時に、私が実際に行ってみて、その成果も感じているので、ワクワクする具体的な計画をビジョンボードに書き留めることを続けていますし、皆さんにもお勧めしたいと思います。

　ビジョンボードで注意しなければならないのは、ワクワク度は、そこに記す目標が自分が本当に達成したいことなのかどうか、つまり、本気度によって左右されるということです。本当に自分がやりたいことなら、達成した時のイメージが容易に湧き、モチベーションも上がります。本当にやりたいわけではないことを目標にし計画をするのでは、達成した時のワクワク度は下がるので、実行するのが容易でなくなります。ですから、ワクワクする計画の源は、心から達成したいと思う目標、目的でなければなりません。自分が本当に求めている開業の目的は何かを突き詰め、ワクワクする開業、ワクワクする地域貢献、ワクワクするスタッフとのチームづくり——を計画していってほしいのです。

　また、そういったワクワクする計画の管理は、アナログ式の手帳による管理がいいと思っています。デジタルで計画管理やスケジュール管理をしていらっしゃる方も多いと思いますし、私自身もどうするか迷いました。しかし、メンターともいえる優れた先人をみるにつけ、計画管理はアナログ式の手帳管理がいいという結論に達しました。

　最初は、基礎固めとして優れた先人のTTP（徹底的にパクる）

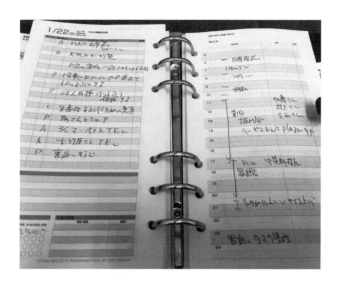

が大事と思ったので、色々なことを真似しました。そして次は守破離です。守破離とは、本来は剣道や茶道などの修業における段階を示ししたものです。「守」は、師や流派の教えを忠実に守り、確実に身に付ける段階で、TTP はこの段階といえるでしょう。次の「破」は、他の師や流派についても見て考え、良いものを採り入れ、心技を発展させる段階です。最後の「離」は、一つの流派から離れ、独自の新しいものを生み出し確立させる段階です。

　私は開業前より、優れた先人の TTP から始め守破離を行った結果、8 年たった現在でも残しているものの一つに、ワクワクする計画の管理は手帳で行うことがあります。デジタル管理が主流となりつつある時代であり、業務の多くをデジタルに頼っているにもかかわらず、計画の管理は、アナログの手帳を使っているのです。スケジュール管理はデジタル・アナログを併用していますが、目標設定や優先順位の考察に関しては、アナログの手帳で管理しています。その理由は、常に携帯でき、いつでも見返すことができることと、手帳に書くという行為により、その内容が脳に深くインプットされ

るであろうことです。これは、先人からの知恵であると思っています。

　次に計画の立て方ですが、まず目標設定ありきです。なぜなら、どうすれば目標を達成できるのかを、目標達成から逆算して計画する必要があるからです。目標を立てる方法の一つに「SMART の法則」という理論がありますが、これは、Specific（具体的、わかりやすい）の「S」、Measurable（計測可能、数字になる）の「M」、Agreed upon（同意して達成可能）の「A」、Realistic（現実的）の「R」、Timely（期限）の「T」——の頭文字をとったものです。

　例えば、マラソンの練習に関する目標は、ＳＭＡＲＴの法則によれば、「練習をがんばる」ではなく、「年内にマラソン大会で４時間を切って完走する」のように数字で具体的に表すのです。すると、今年中に４時間を切るためには、いつまでに何をしなければならないか、つまり計画が自然とみえてきます。ただ、やみくもに頑張って得られる結果より、計画的に実行して得られた結果のほうが優るのは、皆さんにもご理解いただけると思います。話は少しそれますが、この場合の目標は、人にやらせる目標ではなく、自分で行う目標でなければならないことも、ここでお伝えしておきます。

　日本人は、日常会話の中で「数字」を使って話すことに慣れていない民族だ、といわれています。そのためか、目標を数字で表すことは意外と難しいです。しかし、先ほど例としてわかりやすくマラソンを挙げましたが、マラソンばかりでなく、経営者としてクリニックを運営する場合にも、ＳＭＡＲＴの法則を意識して目標を数字で表すだけで結果が異なると感じています。がんばる、たくさんやるという測りようのない定性的な目標ではなく、いつまでに、○回、毎日、今年中に、というように定量的に表して目標を明確にすることで、各段計画しやすくなります。

　また、私は、この SMART の法則の中でも特に T ＝ Timely を常

に意識することが重要と考えます。例えば、私の場合には、2023年までに20院のクリニックをつくるという目標を立てました。そのためには、クリニックの経営状況、スタッフの採用と適正な人員配置、幹部候補の採用と育成、開業地の選定、はたまた自分の健康管理に至るまで、これらすべてのことに関して毎年やらなければならない目標がみえてきます。次に、この毎年の目標を達成するためには毎月のやらなければならないことがみえてきます。このように、逆算して計画していくことで目標自体の精度が高まっていくのです。そして、目標の精度が高まることは、目標がより達成しやすくなることにつながります。さらに目標が達成しやすくなると、もっと高い目標を設定できる──というように好循環が生まれます。成功体験が積み重なることで、達成する習慣が出来上がるだけでなく、目標自体のレベルアップも図れるのです。

　とはいえ、いくらワクワクするような計画でも、自分一人で抱えていたのでは、モチベーションの維持は容易ではありませんし、溢れる考えで頭が沸騰してしまうこともあるでしょう。そこで、クリニック経営の計画を立てるには、目標を共有したうえで、相談でき軌道修正も行ってくれるような右腕となる幹部候補やスタッフが当初から不可欠でしょうし、場合によっては外部の有識者のアドバイスを受けることも必要だということも、心しておく必要があります。

④　計画の実行

　「行動なくして成果なし」ということを私はいつも肝に銘じています。私は、本を読んだり、人と会ったり、セミナーを受講したり──個人的に学ぶことは非常に大切なことと考えて、積極的に実践していますが、そこでよく目にし、耳にすることは「**学んでも実行しなければ学んでいないのと同じ**」ということです。

　実のところ、学んで知識が増すことは非常に楽しいことです。今まで知らなかった出来事、今まで知らなかった考え方を見聞きすると、自分の世界が広がったようにさえ感じます。また、今までやってきたやり方と異なるやり方に目をみはることもあります。ところが、見聞きした優れたやり方をすぐに実行に移す人は非常に少なく、統計的にみると10人に2人くらいといわれています。残念ながら、せっかく貴重な時間や資金を費やしてセミナーに参加しても、そこで得たものを実行しない、俗にいう「セミナーおたく」となってしまう人が多いのが現状です。私は、学ぶ機会は、自分の現場で行動を起こすための機会として捉え、そこで学んだことを目標達成のための計画に落とし込んでいくことが肝心だと考えます。

　人間の学習段階には、①知る（知識のレベル）、②わかる（理解のレベル）、③行う（実践のレベル）、④できる（習得のレベル）、⑤分かち合う（貢献のレベル）──の5段階があるといわれます。私は、この中で「②わかる」と「③行う」の間の壁は実に大きいと感じます。そして、その大きさを知っておくことが大切です。最初は大変でしょうが、毎日歯を磨くがごとく、理解したことを実践することを習慣化できればしめたものです。そして、習慣化させるには21日間の継続が必要ともいわれます。たやすくないことでも継続して行っていれば、いつかそれは習慣となります。自分のクリニックで実行するにはなかなか難しそうなやり方も、とにかくやって続けてみて、それが習慣となればクリニックの力は劇的にアップできるはずです。

　そして、「わかる」と「行う」の壁を破るもう一つの方法は、「何をやりたいか」という目的と同時に「なぜやりたいか」も明確にしておくことです。なぜならば、「何をやりたいか」よりも、ずっと心の奥の自分の想いにつながるのが「なぜやりたいか」だからです。なぜやりたいかという自分の想いが強ければ強いほど、行動へ

のモチベーションは高まります。私は「日本一のモデルクリニックをつくろう」という自分の想い、つまりミッションのもと、スタッフと一丸となって毎日の業務に邁進しています。

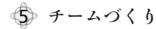

5 チームづくり

院長はクリニックの中では最も能力が高いので、どんな業務でも一人でこなしてしまうというケースをよく見受けます。しかし、業務がチームの中の一人に集中してしまうと、いったん事が起きた場合に、日々の業務が全く回らなくなるということがあり得ます。また、通常の診療を行っている場合でさえ、たとえ診断が的確で治療も早く、患者さん受けもいい、万能な院長がいたとしても、受付から検査・補助まで院長だけでこなせるわけではありません。つまり、院長一人でクリニック運営はできないということを念頭におかなければならず、開業したら、クリニックというチームづくりを行うことが必須になるのです。簡単にいえば、役割分担を決めるということです。

役割分担といいましたが、ただ、必要な業務をスタッフに割り当てればいいというわけではありません。重要なのは、役割を果たす各ポジションで行うべき業務を、明確に定義する必要があるということです。例えば受付なら、患者さんから健康保険証を受け取る、情報を電子カルテに記載し患者さんにお返しする、問診票の記載を患者さんにお願いする——というように、こと細かくすべき業務を定義づけるわけです。各ポジションの業務を定義づけ、すべてのポジションの定義を並べて眺めることで、業務の重複や漏れがなくなり、各ポジションの連携も視野に入れたチームづくりが可能となるのです。

次に、業務の内容ばかりでなく、人材についても考慮する必要があります。当然ですが、人にはそれぞれ個性があって、一人ひとり

が長所短所を持っています。経営コンサルティング会社である船井総合研究所の創業者である船井幸雄さんがおっしゃった言葉に「長所伸展」があります。人を教育する時は、どうしても短所ばかりをみてしまいがちですが、そうではなく、その人の長所を見極めて伸ばすよう育てることが大事だ、とおっしゃっています。長所が伸びていくと自然と短所がなくなるというのです。短所を直そうとしても、時間と労力がかかるうえ、たとえ短所が治せたとしても所詮、短所が普通になるだけです。それよりも、長所を伸ばすことでその人のよさを引き出すと、その人の使命がみえてくるのだそうです。クリニックというチームづくりをする上では、一人ひとりの長所を活かせるポジションに人員を配置することで、クリニック全体がうまく回り、クリニックは発展するというわけです。

　例えば、クリニックにおけるクラークの業務は、受付が済んだ患者さんの症状を的確にとらえて電子カルテに記載し、医師の診察時間の短縮を図ることですが、その業務には、手際のよさや正確さ、パソコンの操作能力が要求され、当然に向き不向きがあります。一方、クラークの業務は苦手でも、診療介助・補助で甲斐甲斐しさややさしさといった自分の長所を発揮し、患者さんとのコミュニケーションを上手にとって、クリニックの信頼度に大いに貢献するスタッフも必要です。要は、どの人材をどのポジションに配置すれば最もよい布陣となるかを見極めることが重要なのです。スタッフの採用も単に試験の成績のみにとらわれず、配置したいポジションをも考慮し、ふさわしい人材を採用することが大切になります。

　なお、スタッフの配置に悩まれている方には、ご紹介したいツールがあります。それは、「ストレングス・ファインダー」というツールで、一人ひとりが自分の得意を見極め、日々自分の強みを使って仕事をすることで、楽しく、しかも効果的に成果を出してもらうために開発されたツールで、そのウェブサイトもあります。

　また、神田昌典さんという有名なマーケッターがいらっしゃいますが、彼の唱える理論に「桃太郎理論」というものがあります。桃太郎は皆さんよくご存知のおとぎ話の桃太郎のことで、桃太郎に出てくる4人の登場人物、桃太郎、イヌ、サル、キジを組織やチームの構成員に置き替えています。桃太郎は、長期的ビジョンを持つリーダー、つまり起業家を象徴しています。イヌは、桃太郎のビジョンを実現するために、プランを策定し実行する能力に長ける実務家を象徴しています。サルは、知恵に秀で、イヌが立てた計画を吟味し効率よくこなす方法はないかを考える管理者を象徴しています。キジは、桃太郎の暴走や他のメンバーの対立が起こる前にそれぞれの立場を立ててうまくまとめられる統合者を象徴しています。組織が発展するにしたがって、桃太郎の話と同じように、イヌ→サル→キジとメンバーが集まってくることがチーム発展の理想のパターンで、チームの発展過程で生じるさまざまな課題に適切に対処できるとされています。

　この桃太郎チームをクリニックの構成員に置き換えると、当然、桃太郎は院長です。院長がいつまでも一人で業務を担っていると、組織としての強みを発揮することができません。桃太郎としての院長はより高い目標を提案することもあるでしょう。そんな時、その目標達成のためのプランを策定し実行するイヌスタッフや、そのプランを効率よく実行するマニュアルづくりに長けるサルスタッフが、身近にいればどれほど心強いでしょう。場合によってはキジにあたる人物は顧問税理士さんのように外部に委託してもよいと思います。そういったスタッフがいるクリニックは、院長の提案がより早く実行される小回りの利く組織になれると私は思うのです。

　私のクリニックは、マネジャー、チーフ、リーダーといったポジションをつくり、ポジションごとに定義をつくり、はっきり明文化しています。しかし、ポジションはあくまで役割でしかなく優劣は

存在しないと考えています。参考までに、私のクリニックのリーダーの定義について次頁に示しますが、この定義はあくまで私のクリニックのものであって、皆さんのクリニックは、クリニックそれぞれに合った定義を考えればいいと思います。重要なのは、その定義をスタッフ全員にはっきり示すことで、自分の役割がはっきりしたスタッフは、一人ひとりの仕事に対する認識と責任が深まるように感じます。

 ## 6　マニュアル化

　マニュアル化とは、誰がやっても同じような結果ができるしくみづくりのことです。クリニックにおいては、おそらくスタッフの大半は女性が占めるのではないかと思います。そして、働き方には、常勤、パートとさまざまな形式があるでしょう。また、とかく若い女性を採用することが多いクリニックの場合、彼女たちが勤務する中で、結婚・出産・育児と何回もの人生のイベント、つまり生活の変化を経験することになります。場合によっては、ご主人の転勤ということだってないとはいえません。各部署のスタッフが経験を積んで永続的に勤務してくれることが理想なのでしょうが、実際にはそういうわけにはいかないのが現実です。

　そういったことを前提とすると、組織をつくる時に、仮にあるスタッフが辞めることになっても業務に支障がないようにしなければなりません。もし、ある業務が属人化してしまって、そのスタッフしか業務の遂行方法がわからない状態であるとしたら、スタッフが変わるとその業務はゼロから構築し直さなければならないことになります。それでは、スタッフが変わるたびに事業の発展どころか、事業の停滞、いえ後退が生じてしまうわけです。

　そうならないために必要なのが「マニュアル化」です。マニュアル化を進めるうえでのポイントは、院長または管理職が何らかの問

◆梅岡耳鼻咽喉科クリニックにおける◆
リーダーの役割

- スタッフの成長のサポートとして、月1回目標シートのフォローができる
- 3カ月に1回行う定期面談にて部下のスタッフの悩みを聞き、サポートすることができる
- 法人のビジョンや理念をみえるかたちで明確にしてスタッフへ示すことができる
- 法人目標の達成に向けて、スタッフへの指示出しができる
- 後輩（後任リーダー）育成のため、自らが学んだことをアウトプットする
- スタッフ個々の強みをみつけ、チームで活躍できるような機会を積極的に与える
- 月に1冊以上本を読み、常に情報のインプットを心がける
- 何事も素直に受け止め、感謝をすることができる
- 行動に一貫性がある（言っていることとしていることにブレがない）
- 自分の感情で動くのではなく、何が一番大切かを考えながら行動できる
- 何が起きても冷静に対応できる（感情的にならない）
- スタッフとの信頼関係が築けている（業務・人間関係）
- 長所を強みとして伸ばし、スタッフの強みも活かすことができる
- 自分一人のことだけではなく、周囲に気を配り把握している
- 相手を心から認めることができる（愛）
- スタッフの意見を傾聴し、行動することができる

クリニックマネジメントとして

- 特定のスタッフに業務がかたよらないよう、バランスをみて業務を割り振りする
- 士気の下がっているスタッフをフォローし、前向きに仕事に取り組めるようサポートする
- コスト意識をもち、クリニックの経費を抑えるよう努め、スタッフへも指導できる
- チームワークを高めるための場を設け、メンバー同士のコミュニケーションを深められる
  （例: 食事会でチームワークを高められるようなゲームをする）
- チームメンバーがイキイキ働けるよう、メンバー全員が自発的に楽しく取り組めることを導入し、チームの絆を深める
  （例: 1日1回チームメンバーの悩み相談を聞き、アドバイスする、気分が下がりそうなときのハッピーキーワードをつくり、声をかけあう）

題や課題が発生したときに、**その問題や課題が繰り返し起こりうるかどうかを判断できるセンサー**を持っていることです。何度も起こりうる問題や課題であったなら、それはマニュアル化する必要があると考えるわけです。

　例えば、何科のクリニックでも必ずある作業の一つ、医療器具を洗浄したり滅菌したりする作業を考えてみましょう。事務方以外の新しく採用されたスタッフは、必ず医療器具の洗浄や滅菌の方法を覚えなければなりません。その作業を指導するには時間がかかりますから、スタッフが変わるたびに、先輩スタッフが一つひとつ教えていくのでは、相対的に考えると相当の時間のロスを生じます。そこで、私のクリニックでは、医療器具の洗浄・滅菌に関するマニュアルを作成しています。現在では文章にするのみならず、YouTubeを使って先輩が作業するのを目でも確認できるようにしています。そして、新スタッフには、文書にしたマニュアルと動画のマニュアルを見て覚えてもらい、先輩スタッフは、新スタッフがその業務を身につけたかどうかをチェックします。医療器具の洗浄・滅菌などの覚えなければならない業務のチェックリストを作成してあって、チェックにはそれを活用していますが、先輩スタッフがチェックをするところまでを含めてのしくみづくり、マニュアル化を行っています。つまり、担当スタッフが代わろうと、指導スタッフが代わろ

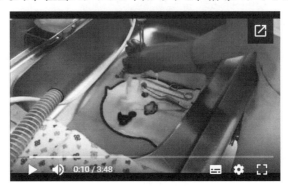

JCOPY 498−04848

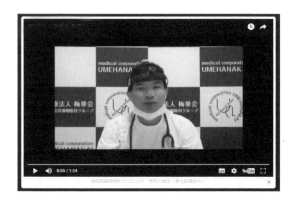

うと、同じレベルの作業、例でいうなら、医療器具の洗浄・滅菌が
できるようにしてあるのです。

　また、私のクリニックのマニュアル化の一つとして、YouTube
を利用して、患者さんに対する病気の説明動画を作成しています。
病気ごとに動画によるマニュアルを作成してその病気の患者さんに
見てもらっているのです。そうすることで、医師が細かく説明する
時間が省け、診療時間の短縮につながるとともに、患者さんにとっ
ても何度でも説明を見られるというメリットがあります。

　患者さんに関係するマニュアル化については、マニュアルに必要
以上にこだわってしまうと、対応したスタッフのその人らしさが失
われ、温かみに欠けるとの指摘もあります。私もスタッフ一人ひと
りの個性というものは非常に重要視していますし、すべてマニュア
ルに沿っただけの、人としての温かみのない対応は本意ではありま
せん。そこで、重要なこととして、患者さんが関係するマニュアル
に記載しているのは、共通して伝えるべきこと、最低限これだけは
守らなければならないことのみとしています。それを伝えたうえ
で、傾聴をしたり、患者さん一人ひとりに合った情報の発信を各ス
タッフが心を込めて行い、患者さんの疑問や不安を解消するように
しているのです。そのためには、時間はかかりますが、スタッフに

院長自身の想いやクリニックの理念を伝え、共有し、クリニックの文化や風土をつくって、日々協力し合える体制を整えることが重要なポイントです。

　次に、作成したマニュアルをうまく活用するには、マニュアルを各スタッフに浸透させることが重要です。「せっかくマニュアルをつくったのにうまく根付いていない」という話をしばしば聞きます。マニュアルを活用する具体的な方法は、定期的にマニュアルを理解しているかのテストを行うことや、マニュアルを Google ページに落とし込むなどの方法もありますが、最終的には、マニュアルをつくった目的を全員が理解していることや、マニュアルによってどのくらい効率化が図れているかを全員に伝えて効果を示すことで、スタッフ一人ひとりの自覚を促し、マニュアル自体の浸透率を上げることが最善の策と考えます。また、マニュアルの作成にスタッフに関わってもらうことも浸透率の上昇に大いに役立ちます。与えられたものを実行するより、自分自身で頭を使い、試行錯誤したもののほうが理解が深まり、実行する意欲が湧くことは皆さんも容易に理解できるでしょう。

　このほか、私のクリニックでのマニュアル化の取組みの一つとしてご紹介したいのは、新規採用スタッフの事前教育のマニュアル化です。私のクリニックでは、入職の際の事前教育として理念教育を行っていますが、優先順位を考えたときに、私は、その教育に毎回出席することは叶いません。そこで、上司でもある先輩スタッフに任せることが多いのです。そして、その教育の後、クリニックの理念を本当に理解しているかを問うためのテストも行うのですが、事前教育をどのような方法で、どのような内容で、どのようなポイントを伝え、どのようにテストを行って、どのような結果を得たいのか、すべてマニュアル化しています。事前教育をマニュアル化したことによって、誰が担当しても常に同様のクオリティの教育を行

え、教わる側も理解の均一化ができるとの考えで始めたことですが、これも効果が上がっていることが統計的に実証されています。

継続学習

　私が経営を始めて8年が過ぎましたが、経営するということは一生ものであると感じています。どこまで行ったら終わり、どこまで行ったら完ぺきということがないのです。刻々と変わる経済情勢や社会情勢により、一生学び続ける必要がありますし、発展すれば発展したなりに、次の展開を考えることになるからです。極端にいえば、「一生勉強する気がないのなら、経営者としてクリニックをやっていく資格はない」とさえ考えているほどです。

　私も開業前は、ボチボチ、ほどほど——といった考えもなかったわけではありませんでした。ある程度経営が安定したら、自分は診療に集中していけばいいのではないか——と思った時期もありましたが、実際はそうではありませんでした。「万物は成長しつつあるのか死につつあるのか、そのどちらかである」という言葉を、書物で目にしたことがあったのですが、その言葉の通り、クリニック経営も現状維持ということはない——というのが私自身の実感です。組織、会社、法人も生き物ですから、成長するか衰退するか、そのどちらかしかありません。そして、衰退が嫌で組織が成長するためには、院長である自分とスタッフの両者がスキルや技術ばかりでなく、人間としても向上していくことが不可欠です。

　また、患者さんに、常に期待を超えた医療（単に治療をすることではない）を提供することが、患者さんにクリニックのファンになってもらえて、結果、クリニックの成長・発展につながると考えますが、患者さんの期待は徐々に大きくなっていきます。とどまることはないのです。ですから、私たちは常にその期待の上を目指し、よりよい医療を提供しようと考えるならば、私たちは学習し続

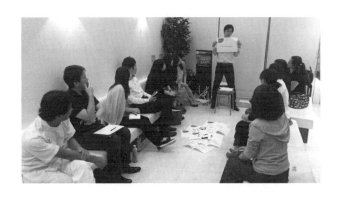

ける必要があるわけです。

　一般に学習・勉強というと、つらい、やりたくない——とネガティブに受け取られることが多いと感じますが、それは義務教育の弊害ではないかと思っています。義務教育では、先生の板書を書き留めるなど、教えを一方的に受け止めて、生徒側からの発信は先生からの問いに対して答えることだけで、生徒全員がただただその答えを覚えるだけの学習だったと思います。そこで、勉強は面白くなかったのです。しかし、社会に出てから解くべき問題は、義務教育時代とは違って、答えが一つだけではなかったり、答えがないことさえあります。その問題を克服するために学び、チャレンジするわけですから、社会人の勉強はワクワクし、楽しみながら継続することができると思います。元来人間は学ぶことを好む生き物です。むしろ、学び・考えることこそが、人間の人間たる所以なのではないでしょうか。そして、学習による成功体験は、次の学習を喚起すると思うのです。

　院長自身の学びについていえば、自分の能力開発への自己投資は、自分をどれくらい信じているかにかかっているのではないかと思っています。私は、たとえ**自分の学習のためのセミナー費用に数万円〜数十万円がかかっても、自分なら数百万円以上の利益につな**

げることができると信じて、自己投資しています。

　また、継続学習は院長だけが行っていればいい——というわけではありません。私のクリニックの医療理念・バリューの一つに「笑顔で楽しみながら働く」というものがあるのですが、その裏には学ぶことも含まれ、学ぶことで楽しくなり、働くことも楽しくなるのではないかと思っています。

　次に紹介するのは、私のクリニックにおけるスタッフの継続学習の取り組みです。まず、その代表的なものは、主に常勤スタッフを中心に、月に一度集まって「人としてのあり方」といったテーマで、外部から講師を招いて講演していただいたり、皆で話し合うなどの学習を継続的に行うことです。このほか、私が指定した本を年間4冊は読むことで読書習慣を身に付けること、スタッフブログを作成したり、院内ニュースレターを作成することでアウトプットする力を身に付けること、年頭に1年間の目標設定を行うことで考える力をつけること——などもスタッフの継続学習としての取組みです。一般的には、社会に出ると学びがストップしてしまうケースが多いと思いますが、スタッフにも社会を出てからも継続して学習するという習慣を身に付けてほしいと願っています。

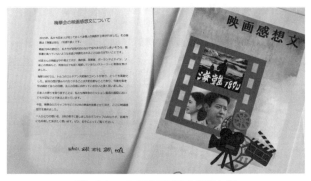

■ スタッフの映画観賞の感想文集

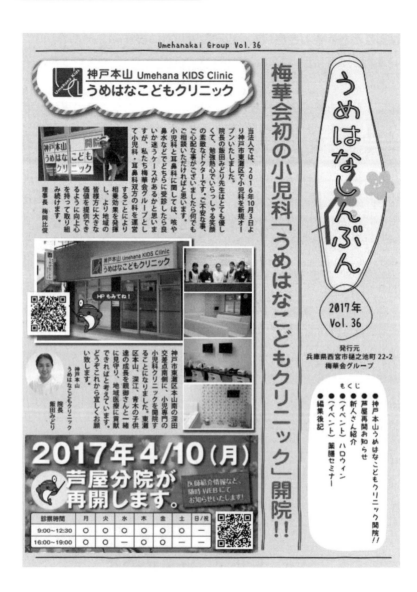

Chapter 2

経営者マインドで行動する

開業準備期

　ここでは、開業を決断したときに行うべきことをお伝えしています。医療機関の開業コンサルタントなど、その道のプロにすべて丸投げという方法もあるでしょうが、それではある一部の場合を除いて、開業しても順調にクリニックが発展していくとは思えません。なぜなら、一般的に開業コンサルテントのゴールはクリニックの開業であるのに対して、クリニックにとって開業はスタートでしかないからです。つまり、そもそも開業コンサルタントにはクリニックを発展させるという視点は持っていないのです。そこで、この時期は、①ミッション・ビジョン・バリューの確立、②家族のコンセンサス、③開業資金の調達、④開業にあたってのチームづくりの視点をご自分の中に用意しておくべきと、私は考えます。

① ミッション・ビジョン・バリューの確立

　皆さんも開業を志してから、経営に関する書籍などを手にしたことがあろうかと思いますが、「ミッション」「ビジョン」「バリュー」という言葉をしばしば目にするのではないかと思います。そして、そこには、ミッションとは組織が果たすべき使命・役割・目的あるいは経営方針・経営戦略、ビジョンとは組織が目指す将来のある時点でのあるべき姿、バリューとは組織が共有する価値観、従業員の判断基準となる行動指針や行動規範──などと書かれていることが多いのではないでしょうか。これらの記述は、何とも概念的なので、少規模で開業するクリニック経営とはかけ離れた世界、自分には関係ないと見逃してしまうかもしれません。

　しかし、ミッション・ビジョン・バリューは実に身近なものなの

JCOPY 498−04848

です。私は、次のように捉えています。ミッションは、これから目指していく先というイメージで、いわゆるベクトルの方向と考えます。そして、そのミッション、つまり目的は永遠に求め続けるものであって、どこまで達成したかで終わるものではなく、その組織や個人が生命を全うしている限り、常に求めて向かっていく先と考えています。私のクリニックのミッションは「医療を通して日本の未来を明るくすること」です。これは、私のクリニックの経営さえうまくいけばいいという考えではなく、私のクリニックの業務や活動が、地域のため、広くは日本のために役立つことを目指しています。そこで、地域のお祭りなどに協賛することはもちろん、講演会などを開催して地域の皆さんをご招待したり、中学生の体験学習の場として私のクリニックを提供したりしています。

　次に、ビジョンは具体的な目標です。いわゆる目的を達成するための指標となるものです。私たちのクリニックでいえば、「日本一のモデルクリニックをつくる」としているのがビジョンで、**モデルクリニックとして全国各地の先生方に見学にお越しいただいて、何かしらインスピレーションを得ていただき、それが日本全国に広がっていって、その地域における患者さんやスタッフの皆さんがさらなる幸せを得られるよう貢献することを目指しています。**

　そして、バリューとはいわゆる価値で、自分たちが大切にしている行動指針です。クリニックを運営するにあたって、どういったことを大切にするかということです。例えば、私のクリニックのバリューの一つに「目上の人への敬意」という項目があります。取り立てて特別なことではありませんが、一般的なクリニックにおいて、時としてスタッフが患者さんと同じ目線で、敬語を使わず、俗にいうところのため口で接する光景をしばしば見かけます。特に老人介護施設などにおいて、ため口で話している風景を目にすると、私としては目上の人への敬意についてあらためて考えさせられてし

まいます。たとえその方が認知症であろうがなかろうが、その方のこれまでの人生の経験に敬意を表したうえで、先人として敬語を使って話すということが大切ではないかと考えています。このことが絶対的に正しいとは限りませんが、私のクリニックでは、バリューとして明記され、周知しています。クリニックが何を大切にしているかについて、しっかりと明記しておくことで、スタッフに浸透しやすいと考えているからです。なお、私のクリニックのミッション・ビジョン・バリューが記載された梅華通信42号を巻末（162頁）に掲載していますので参考にしてください。

　皆さんの中には、ミッション・ビジョン・バリューと聞いて、自分がクリニックを開業するだけなのに、何と大げさな――と思われる方もいらっしゃるかもしれませんが、開業するにあたってのミッション・ビジョン・バリューは、どのようなクリニックをつくりたいのかということに他なりません。

　開業を準備するにあたって、どのようなクリニックをつくりたいのかということを自分の中からあぶり出す、抽出して明確にするという行動はとても大切です。なぜならば、自分の目的に沿ったクリニックや治療方針でなければ長続きさせるのはなかなか難しく、クリニック経営に対するモチベーションも上がらないからです。

　私は、勤務医時代に自分のつくりたいクリニックはどういったものなのかを具体的に考えた際、まず、クリニックと病院の違いを考えることから始めました。病院については、大きな治療、手術、検査などが行える半面、規模が大きく患者さんも多いために、手術をするにしても、検査をするにしても時間がかかる、いわゆる小回りがきかない――というイメージをずっと持っていました。病院では、患者さんは、診察後にやれ血液検査だ、やれCT検査だ、やれ肺のレントゲン検査だと、さまざまな検査を行うことが多いのですが、検査ごとに日時をずらして予約をせざるを得ず、何日も通院し

なければならないという状況をよく目にしていたのです。そこで私は、大きな検査や手術はできないけれど、健康な人が日々の生活で罹患するちょっとした病気や治療に関する困り事や疑問などを解決するような、いわゆる小回りの利くクリニックをつくりたいという結論を出しました。

　当然ですが、開業するクリニックで提供する治療は、いわゆるクリニックレベルで解決できる治療です。例えば、私の専門とする耳鼻咽喉科領域でいいますと、花粉症のレーザー治療やチュービングの手術（鼓膜に換気用のチューブを挿入する）までです。そこで、他のクリニックとの差別化として、漢方薬の処方や舌下免疫療法なども含めた幅広い治療方法を、患者さん自身が選択できる環境を提供できるクリニックにしようと考えました。複数の治療方法を医師として提示し、それぞれのメリット、デメリットを的確にお伝えして、あくまで患者さんが、ご自身で選択できるような体制を整えようと思ったのです。それが当時の私のつくりたいクリニックでした。

　まず、そのつくりたいクリニックありきで、考えを下ろしていくと、何坪ぐらいの敷地が必要なのか、何人のスタッフが必要なのか、何台のベッドが必要なのか、患者さんの動線をどのようにしたら一番効率的に治療が行えるのか——などがみえてきます。

　ユダヤ系オーストリア人の経済学者であり、マネジメントの大家であるＰ・Ｆ・ドラッカーは、著書『ネクスト・ソサエティ』の中で、**ミッション・ビジョン・バリュー以外はすべてアウトソースできる**といっています。逆に捉えれば、ミッション・ビジョン・バリューだけはアウトソースできないということをドラッカーは語っているわけです。ということは、ミッション・ビジョン・バリューといったクリニックの理念は、早めにしっかりと決定する必要があるといえるのではないかと私は思うのです。

　現在の私のミッションは「医療を通して日本の未来を明るくすること」です。ビジョンは「日本一のモデルクリニックをつくること」としています。ミッション・ビジョン・バリューは途中で変わってもいいともいわれています。私のビジョンも事業の発展とともに、「小回りの利くクリニック」から「日本一のモデルクリニック」へと変わりました。まずは、ミッション・ビジョン・バリューを決めて、クリニックのあるべき姿をご自身の中で具現化し、そこから逆算して、開業するクリニックの計画をしたらいいのではないかと思います。

　開業する形態一つとっても、戸建開業（すべて自己資金）、建て貸し戸建開業（地主に建物を建ててもらい家賃を支払う）、ビル診（複数の診療科が入居する医療ビルの一室を借りる）——など、さまざまな形態があり、それぞれにはメリット・デメリットがあります。初期費用を考えれば、ビル診が一番安く、戸建開業が高いです。一方、駐車場を考えれば、戸建開業なら自由にスペースを確保できますが、ビル診では、確保が難しいと考えられます。なかなか決めかねているという方もいらっしゃるのではないかと思いますが、まず、自分がつくりたいクリニックを設定すれば、それにはどの形態が向いているのかについても自ずと見えてくると思います。形態以外にも、どこで開業するのでしょうか。都市部でしょうか。田舎でしょうか。あるいはお年寄りが多い地域でしょうか。お子さんのほうが多い地域でしょうか。

　さらに、ご自身がどのような価値を提供できるのかということも踏まえたうえで、行いたい医療を明確にしていくと、おのずと目標が定まり、最短距離でぶれない行動の下、開業するクリニックの姿が見えてくるのではないかと考えます。

　それと同時に、いわゆる理念は明確にして、周りに示す必要があります。一人で仕事をするのであれば、理念は頭の中にとどめてお

くだけでいいかもしれません。しかしながら、**クリニックをチームとして考えるならば、自分の考える理念を言葉に表し、スタッフに伝え続け、落とし込むという作業が院長としての大切な役割の一つ**になります。

　企業理念というものをよく中小企業ではみかけます。しかし、企業のトップの軸がぶれていると、企業理念は、実際には額に貼っている飾り付けであり、絵に描いた餅になってしまいかねません。トップの日々の行動の曖昧さはスタッフにもすぐ見抜かれてしまうと考えておいたほうがいいでしょう。外に発した理念は、自分自身が常に貫く姿勢をみせることでスタッフに浸透し、スタッフもぶれずに患者さんに応対できます。クリニックの理念を明確に表してスタッフと共有することで、常に**院長自身が目を光らせていなくても、スタッフが自立的、主体的に動けるようなクリニックづくりが**できるのではないでしょうか。

家族のコンセンサス

　まず前提として、私が深く認識していることの一つが、クリニック経営だけでなく、私生活にもビジョンがあるということです。当然医師にも、医師であると同時に一個人としての生活があるわけですから、クリニックにビジョンがあるように、私生活、家族生活にもビジョンがあり、それも大切にしなければなりません。

　例えば、5年後に子どもが中学受験するということであれば、どこの中学を受験させるのでしょうか。だとしたら、どのエリアに住んだら通いやすいのでしょうか。あるいは、20年後、自分の家族にとって一戸建てが必要なのでしょうか、生活環境が整った地域にあるマンションに移り住んだほうが便利なのかもしれません。はたまた、勤務医を続けるとしたら、リタイアしたときはどのようなライフスタイルを築いていたいのでしょうか。退職金はいくらぐらい

で、定年後の年金はどうなるのでしょうか。それらを総合的に考えると自分の生命保険はどれくらいの保障を設定したらいいのでしょうか。

このように近い将来、遠い将来を見越して、家族全体のビジョンも事前に考えておく必要があると思います。ですから、開業するという人生における一つの大きな山場、大きなイベントはご自身だけの問題ではなく、家族をも巻き込むイベントと捉える必要があります。まず開業ありきではなく、家族生活あっての開業と捉えるべきなのです。

私の知り合いの先輩に、開業するのに立地がいいというだけである開業地を選んだ医師がいらっしゃいます。自宅からの通勤時間が車で1時間半を超え、そうなると毎日通勤するのが大変だということでクリニックの近くに仮住まいし、ほぼ単身赴任のような生活を送っておられるということを耳にしました。実際、仕事をするうえでは必要な措置なのかもしれませんが、私は家族のコンセンサスを得て、これからの方向性をしっかりと話し合う必要があると感じました。

また、家族のコンセンサスが得られると、一人よりも二人、二人よりも三人——と、複数の問題として考えることになり、起業するにあたってのご自身のモチベーションアップにつながるのではないかとも思っています。私の場合も妻からの最大限の支援を得ることができたので、現在の状況をよりよくするにはどのようにしたらいいのかと問い続け、より高い目的や目標を目指したことで、クリニックがここまで発展してこられたと捉えています。自分のためだけであれば目標は下がるでしょうし、もうこれ以上、つらく苦しい思いも無理もしなくてもいいと思ったことでしょう。現に独身のときは無理をせずにほどほどと考え、自分で自分の限界を決めていました。勤務医のほうが気楽で、あまり深いことを考えなくていいか

JCOPY 498−04848

ら、このままでいいと思ったこともありました。

　しかし、結婚して父親となって、愛する妻や子どもたちのために
ということを考えると、妻と一緒にどのような家庭を築きたいか、
子どもたちにどのような教育を与えていくべきか、さらに、自分自
身がどのようなライフスタイルを築きたいか――といった想いを描
くことができ、自分自身のやる気が喚起されていると感じていま
す。そのためには、普段から家族との会話を通して、自分の考えや
想いを家族に伝え、理解してもらい、共有することが必要であると
いえるのです。

　かくいう私は、勤務医を辞めた時点では、開業地が決まっていま
せんでした。非常勤として勤務、いわゆるパートで生活をしながら
1年間、空き時間には常に妻と一緒に物件を探し、歩き回っていま
した。物件選びは、自分だけで決めようと思えば決めることは可能
ですが、やはり家族のコンセンサスが必要だと考えたからです。そ
の開業地の街並みを見て、実際に住めるか、通勤・通学に便利かと
いったことも鑑みて判断しました。結局、私の生まれ故郷に近い兵
庫県西宮という地で開業するに至りましたが、それもこれも総合的
に考えると、家族のコンセンサスが大きかったように思えます。

　西宮という地域は大阪と神戸の間に位置しており、山も海も近
く、交通のアクセスもよく、関西の中心地への通勤・通学も便利で
す。しかも教育環境も整っているので、医師が住みやすい関西有数
の土地と考えています。そういった土地で開業するにあたっては、
当然、過当競争も懸念されましたが、それでも西宮で開業したの
は、総合的に家族と相談したうえで決断したことであり、最終的に
は自分自身で判断した結果でもあります。

　開業地はヤドカリのように簡単に移動できるものではありませ
ん。実際、そこと決めたらほとんどの方がその地で開業医の生活を
全うすることになるでしょう。そういった**重要な人生のイベントに**

関しては、家族との対話という事前準備が絶対に必要なのではないかと思います。

開業資金の調達

　私が開業したのは 8 年前の 2008 年、当時の金融情勢は、現在の金融情勢とは大きく異なっていました。

　2008 年当時の私は、自宅などの担保はありませんでしたが、親からの援助や親の財産を担保にするということをできるだけ避けて、自分の力で事業を起こしたいという気持ちが強く、当時の三井住友銀行の開業医向けローンで 5000 万円の融資を受けました。当時の金利は 2.6％だったことを今でも覚えています。また、私は、勤務医の頃から、いつかは開業しようと考えていたので、自己資金として 2000 万円ほどの貯金がありました。それを加えた 7000 万円が私の開業資金でした。

　開業から 8 年経った本年（2016 年）、小児科と耳鼻咽喉科を併設した新しい分院を開きましたが、その際に受けた融資の金利は 0.6％でした。昨今の金利情勢では金利 0.5％を切るという話を聞くこともあります。それは、マイナス金利という、銀行は資金をもっているだけで日本銀行に金利をとられる、歴史上かつてない異常な事態が生じているからです。ということは、銀行からすると、喉から手が出るほど貸出先を求めている情況であるわけです。

　それに加えて、私たちは医師免許をもっていますから、働き口はたくさんあります。仮にクリニック経営を失敗したとしても、数千万円という借入金の返済能力は十分あると銀行は考えています。したがって、現在大きな借金さえなければ、たとえ自己資金が数百万円程度でも、銀行から低金利で融資を受けることは可能と思います。

　ただし、そのためには事業計画等の準備が必要です。銀行側は、

融資を受けたい人の人柄をみて融資を決めるわけではなく、事業計画等に並べられた数字を見て融資の決定をすることがほとんどではないかと感じています。ここでは、いくら立派なミッションやビジョンを掲げても融資が受けられるわけではありません。毎月どのくらいの売上げがあって、いくらの借入れに対して、何年で返済するのかといった計画を審査して融資額等を提示してきます。そこで、しっかりした事業計画を作成することが肝心です。

　次に、融資を受ける際の注意点ですが、もちろん金利も大事なのですが、それ以上に大事なのは融資期間だと思います。例えば、5年といった短期の融資期間を設定したのでは、借り入れたすべてを開業時に使ってしまったとすると、返済がおぼつかない状況になってしまうのが実情です。そこで、最低でも7年、できれば15年というように長期の融資期間を設定することをお勧めします。

　また、金利を変動にするか固定にするかという議論は常に付きまといますが、これはその時の金融情勢により判断が異なります。昨今は低金利が続いていますから、今のところ私は固定金利にすることが多いですが、変動金利が絶対悪いというわけでもありません。その時々の金融情勢をみて判断するとしか申し上げることはできません。

　最後に、特にお伝えしたいのは、融資を受ける際には複数の金融機関と面談をして、提示された条件をさまざまな角度から比較検討することが重要と思います。そのうえで、一番条件のよいローンを選択するのがいいでしょう。私の経験では、無担保で融資を受ける場合なら日本政策金融公庫をお勧めしますし、メガバンクより地方銀行の方が融資に積極的であると感じています。

④ 開業にあたってのチームづくり

Chapter 1 で、チームづくりについてお伝えしましたが、ここでいうチームづくりとは、開業するにあたって、外部におられる医療経営に関する知識を有する方とどのように信頼関係を築き、その外部のリソースをどう活用するかということです。

最近多い事例として耳にするのは、医療に特化した開業時のコンサルタントを雇うケースで、皆さんももうすでにご依頼しているかもしれません。ここで大事なことは、業種・業態は問わず、経験豊富で実績のある方に依頼する必要があるということです。そのためには、実際にその方からコンサルティングサービスを受けた医師からのお話を聞いてみるのが有効ではないかと思います。そのうえで、実際にどのような形のクリニックを立ち上げた実績があるのかや、どのようなビジョンでサポートをしているのかなどをしっかりと聴取と把握をし、納得できてから、契約をすることが大事と思います。

そして、常識的なことですが、その方のビジネスポイントは何かを頭に置いて付き合うことも大事だと考えます。開業コンサルタントさんのビジネスポイントは開業をさせることですから、開業ができなかった場合は収益が発生しません。逆にいうと、開業させてしまいさえすれば収益が成り立つわけで、先方にとっては開業ありきで、開業した後のクリニックの経営までは考慮していないこともあり得ます。しかし、医師にとっては、開業はあくまでも初めの一歩、スタートラインについたということですから、それからクリニックがいかに発展するかが大事なわけです。つまり、開業コンサルタントさんとチームを組む場合は、開業後のフォローをしっかりしてくれるような関係性を結べるのかどうかが一つのカギになるのではないかと思います。

　このほか、税理士さんや社会保険労務士さんなどから、開業後、顧問契約を結び定期的にお世話になるという前提で、開業前からサポートを受けることも可能です。ただし、クリニック経営が事業として立ちいかないと税理士さん、社会保険労務士さんと契約を結ぶことは事実上不可能なので、その辺も踏まえたうえで信頼関係がつくれればいいのではないかと思います。ただし、税理士さんにしても社会保険労務士さんにしても、結局は税務あるいは労務のプロなので、開業のサポートに関するノウハウ、知識を考えるとその方にだけにお願いするということは若干不安がつきまとうように思います。

　また、以前は出身大学の医局の先輩などから紹介を受けて、医薬品や医療機器の卸業者さんに開業サポートを受けた時代もあったようですが、最近は開業コンサルタントさんにお願いすることが多いようです。医薬品や医療機器の卸業者さんが開業のお手伝いをする目的は、開業後一時的に売り上げが伸びることです。うまくお付き合いできれば、Win-Win の関係（双方に得があって良好な関係）

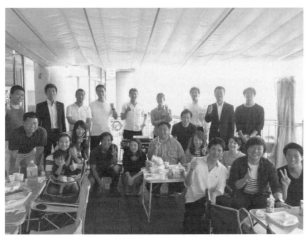

■ パートナー業者さんとの豚の丸焼きバーベキュー大会の模様

になれるのですが、場合によっては、ただうまく利用されてしまうことにもなりかねません。この場合は、しっかりとどのような形でどの範囲までサポートしていただけるのかということを事前に明確に取り決めたうえで、支援をいただく必要があるかと思います。

　このほか、開業するには、医療機器を販売する業者さん、クリニックを建てたり、内装を手掛ける建築業者さんともチームを組まなければなりません。**開業のチームをつくるには、いわゆるセカンドオピニオン的に、信頼している先輩の医師、既に開業で成功しているクリニックの院長、あるいは薬局の方といった経験豊富な方々からのアドバイスを聞くことも大切と思います。**そのうえで、最終的にご自身で判断することが一番悔いなく理想のチームをつくることにつながるのではないでしょうか。

開業直前

　開業準備も進んで、資金の調達もでき、クリニック建設の契約が済み工事が始まった頃から始めなければならないことは、①クリニックのホームページの構築、②スタッフの採用、③電子カルテの選択、④薬剤卸業者の選択、⑤セミナー・研修への参加——です。

　①〜④は、勤務医時代には経験のないことで、戸惑うことが多いと思いますので、その際に注意してほしいことをお伝えします。⑤は、開業すること自体には直接関係ありませんが、開業以後、経営を順調にし、開業が成功だったと思えるようになるには、とても重要なことと考えます。

ホームページの構築

　開業準備をして、クリニックを建てました。そして、役所関係に書類の提出も済み届け出完了、これですべて準備が整いました——さて、はたしてそのクリニックに患者さんがすぐ来てくれるでしょうか？

　皆さんにも想像が易いと思いますが、そこにクリニックがあると宣伝しなければ患者さんは来てくれません。ということは、それを伝える宣伝広告のための何かしらのツールが必要となります。

　例えば、クリニックを建てれば、そこには立て看板を出します。地域の方が歩いていると目に留まるという形にすることが必要だからです。あるいは、近隣の電柱に看板を貼ったり、交差点にも立て看板を設置します。あるいは最寄りの駅に看板を設置します。あるいはタウンワークなどで電話広告をします。あるいはクリニックの内覧会のときに、口コミツールとしてのポケットティッシュを作成

して配ります。ざっと挙げただけでもこのように、宣伝にはいろいろな方法があるのです。

さまざまな宣伝広告ツールの中でも、私の経験上一番有効なのは、ウェブによる口コミです。特に私のクリニックの診療科目は耳鼻咽喉科なので、お子さんを抱えた若いお母さん世代が多いということもあるかもしれませんが、患者さんへのアンケート結果でも圧倒的に多数を占めているのが、ウェブによる口コミです。

ちょっと考えてみればわかることですが、現在、私たちが何か商品やサービスを選ぶときには必ずといっていいほどウェブで検索しているのではないでしょうか。商品にどういうものがあるのかをみるだけでなく、ユーザーがどういうことを期待し、どういう評価をしているかといった口コミを見たうえで選択するケースが多いのではないかと思います。かくいう私も、家族でレストランに行くとき、どういったメニューがあるか、子ども同伴でも大丈夫か、禁煙席があるかなどをウェブで検索します。さらに口コミをみて、その評価により判断し、予約するというパターンが多いと感じます。

ですから、クリニックのホームページもいかにして魅力的に構築していくかということが大事といえるでしょう。ホームページの内容、いわゆるコンテンツやデザインも大事ですけれども、コンテンツやデザインの良さのみで患者さんに来ていただけるものではないと考えています。**一番大事なのは、そのクリニックの想いを伝えることであり、院長自身の紹介に加えて、院長そしてクリニックの理念を、どれだけ詳細に説明できるかが大切なのです。**伝え方は、院長やスタッフの人間味があふれるよう工夫して、想いをどれだけ患者さんに伝えていけるのかがカギではないかと思っています。

そこで、型にはまった定型的なホームページを制作者につくってもらうのではなく、クリニックのコンセプト、何を目的として伝えたいのか、何を伝えてクリニックを認識してもらうのかを作り手と

事前にしっかりと打ち合わせすることが大事です。そしてそのうえ
で、自分のクリニックらしいホームページをつくってもらう必要が
あるのです。クリニックごとに院長の想いが伝わるようなデザイン
の構築が必要と思いますし、診療科目によっても、例えば小児科と
内科ではその見せ方も異なってくるだろうと思います。

　制作者といいましたが、ホームページの構築は、いわゆるアウト
ソースするのが一般的かと思いますが、現在では、ホームページを
つくってくれる業者さんは多数競合している状態です。そこで、複
数の業者さんを比較して選択するとよいでしょう。これからはス
マートフォン対応が当然の時代になると思いますので、スマート
フォンにも対応するホームページを作成しなければなりません。さ
らに、**つくって終わりではなく分析し続けていくことが肝心**で、そ
の分析した数値をもって、どのような形で結果に結び付くかという
動線を把握するところまでが大事です。それらも鑑みたうえで、同
じ条件で複数の業者から見積もりをとって比べるなど、選定には慎
重になる必要もあります。

　そのための準備として、自分なりの勉強も必要です。俗に AB テ
ストといいますが、A案・B案を試行錯誤しながら、いかにして患
者さんが最終的に店舗、つまりクリニックに導けるような形をつく
れるかという方法を記述したたくさんの書籍が書店に並んでいま
す。私もその類の本をたくさん読みました。SEO（インターネット
上の検索エンジンで、ある用語で検索した時に上位にくるよう、サ
イトの構成や内容を調整すること）や PPC（サイト上でクリック
するごとに広告費を支払うしくみ）など、業者さんを選択するうえ
でも、打合せをするうえでも、ぜひ知っておきたい知識です。皆さ
んにも開業して忙しくなる前に少し勉強してほしいと思います。そ
して、その辺りを熟知した業者さんを選ぶための目を養うことが重
要だと思うのです。

　こうして作成したホームページは、まずは、クリニックのある地域＋診療科目で検索した場合に上位トップ10には必ず入ることを目指しましょう。できればトップ3に入るような施策が必要ではないでしょうか。よくいわれるように、検索をしている人にとっては、2ページ目はないも同然なのです。どういった形であっても1枚目に入るよう、つまりトップ10に入るような対策を考えていく必要があると思います。

 ## スタッフの採用

　クリニックを運営するにあたって、全スタッフが、自分と同じ目的や考え方を持ち、同じ考えで患者さんと接してくれる、いわば自分の分身のような人が揃っていれば、そのクリニックはチームとして効果的に機能し発展すると思います。しかしながら現実は、人にはそれぞれ個性があって考え方も違い、行動も異なります。そのような中で、よいチームをつくるために大切なスタッフの採用に関するノウハウをお伝えしたいと思います。

　8年前の私は、スタッフの採用に関してのノウハウは全く持ち合わせず、スタッフの募集に関する告知は、求人情報誌のAiDEMとハローワーク、そして建築中のクリニックの壁に貼り出したスタッフ募集のビラでした。そして、それらに掲載した内容は、ただ耳鼻咽喉科の医療スタッフを募集します程度で、今から考えると本当に恥ずかしいようなものでした。それでも、2008年当時は、いわゆる買い手市場でしたから、7名の採用に対して数十名の応募がありました。

　そして、採用試験というようなものもきちんと決まっていませんから、募集した方と面談をしたものの、一通りの当り障りのない会話をしただけでした。私にとって、スタッフ採用の面談はもちろん初めての経験ですから、開業時にさまざまなアドバイスをいただい

　ている開業コンサルタントの担当者さんと、女性の視点ということ
で妻にも同席してもらって、採用者を決定しました。

　私自身の最初のスタッフ採用は以上のようにお粗末なものでした
が、8年経った今いえることは、スタッフを採用する際は**クリニッ
クが求める理念・目的を明確にしたうえで、それに見合った人材を
求め続けることが必要だということ**です。つまり、まずは求める人
材を明確化しなければなりません。求める人材を明確化すると、院
長自身がどういうクリニックを運営していきたいかに対して、しっ
かりとコミットし、それに沿った行動をとれる人材を採用できると
いうことにつながります。

　求める人材の明確化とは、クリニックの理念に従った行動をとる
ことを約束したうえで、例えば気立てがいい、笑顔がいい、細かい
ところに気が付く、字の読み書きが得意、タイピングのスキルがあ
る——など具体的に列挙することです。すべてを満たす人材はなか
なかいないと思いますので、その中で自分のクリニックにおいては
絶対に外せないものと、必ず必要とするものに、マークをすること
が欠かせません。

　例えば、私のクリニックで重要視しているのは、耳鼻咽喉科の患
者さんはお子さんが多いので、子ども好きかどうか、社交的かどう
か——です。いつも笑顔で子どもに接し、前向きな思考の持ち主で
あるかを一つの指標として、採用担当者ともシェアしています。そ
れ以外に、私のクリニックの特徴として、一般的にクリニックに相
応しいと考えられている人材像とは異なるスタッフも求めていま
す。例えば、主体的に行動でき、創造的な価値を提供できる人材で
す。求める人物像などは、募集時に応募者にも明確に伝えておく必
要があると思いますし、前項でお話ししたホームページに採用サイ
トを作成して、そこにも記載しておく必要があると思います。

　ホームページ上の採用サイトのメリットは、こちらの伝えたいこ

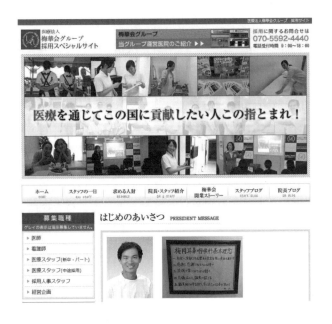

とを大量に、ある意味、無制限に伝えることができることです。採用の広告媒体にはいろいろありますが、既存の広告媒体、例えば、新聞の求人欄や求人雑誌、求人サイトなどは、どうしても文字数の制限がかかってしまい、募集する人物像などを詳しく書くスペースがありません。一方、クリニックのホームページ上の採用サイトではリンクを貼り、「応募する前には必ずこちらをお読みください」と記載をすることによって、求める人材に近い人材に募集してもらえるようになります。より絞られた母集団が形成できるのです。**母集団というのは、何も多く集めればいいというものではありません**。あくまでも理念に合致し、クリニックの方向性を理解した人物という質の高い母集団をつくることによって、その後の採用フローも手短に終わらせることが可能になります。うまくマッチングすることで、お互いの時間のロスを減らすという意味でも効率的であると考えています。つまり、募集いただく時点で、既にふるいに掛け

ているわけです。母集団は、エントリー数が多いことが目的ではない、量より質というわけです。

　また、中途採用と新卒採用では、採用サイトで発しなければならないメッセージが異なると考えます。中途採用向けであるならば、今までの職歴がどのような形で活かされて、当クリニックに適合するかどうかということをイメージできるように作成します。新卒採用向けの場合は、現場での経験は全くないわけですから、晴れて大学を卒業し、どのようなクリニックで、どのように活躍したいのかという相手の希望も考慮したうえで、新卒で採用した先輩が実際にどのような働きをしているのかを伝えることによって、より理解を深めてもらうよう工夫してつくり込んでいます。

　あるいは、医師、看護師、医療事務、秘書、経営企画、デザイナーなど、職域ごとに求める人物像を示すことも必要だと思います。職域に分けて仕事の内容を細かくお伝えすることには、採用後のミスマッチを防ぐといった目的があります。いずれにしても、こちらが人材を選ぶということは、同時に先方にクリニックを選んでいただくことです。昨今の採用市場における人材の需要と供給を考えると、少ない人材の供給にアプローチしなければならなくなるこれからも、応募者からもクリニックを選んでもらっていることを肝に銘じて、お互いがお互いを選んだと思えるような形でスタッフの採用を行っていきたいと思っています。

　冒頭に戻りますが、採用する人物像の明確化は、院長のみならず、採用担当者あるいは院長とともに面接をするスタッフにもしっかり伝えておくといいでしょう。院長が男性であり、採用される側が女性の場合、男性の目に映った人物像と女性の目に映った人物像が異なるケースもあります。特に女性が働く職場においては、女性スタッフの同意もチームを形成するうえで重要であると感じますので、採用担当のメンバーに女性を含めることはいうまでもありません。

3 電子カルテの選定

　最近、クリニックを開業されるほとんどの方が、紙カルテではなく電子カルテを選択されているのではないでしょうか。実際、国の政策としても、紙カルテから電子カルテへの誘導を促しています。

　電子カルテのメリットは、①保管スペースが要らない、②検索できるのでカルテを探す手間がかからない、③カルテを片付ける手間がかからない、④電子カルテの形式にもよりますが、紹介状や診断書などの作成機能が付いているタイプであれば、時間のかかる事務手続のスピードがアップする――などです。その反面、デメリットとしては、①月々数万円の維持コストが発生する、②万一故障すると診療がしにくくなる、③入力が慣れるまで大変――などです。総合的に考えると、将来的な流れ、例えば医療の連携などを視野に入れると、電子カルテの選択は必須だと思います。

　次に、電子カルテを選ぶ際のポイントをお伝えしたいと思います。まず、今現在、電子カルテは百花繚乱、たくさんのメーカーから出ています。富士通、BML、ダイナミクス、パナソニック、ラボテック、ユヤマ、ORCA……などなど、挙げればきりがありません。

　開業医はその中から一つを選ぶことになり、大いに迷うところですが、注意点として、まず1点目、その**インターフェースがクリニック向けなのか、病院向けなのか**を把握することです。大企業あるいは有名な企業の製品だから性能もよく、アフターケアも間違いないだろうと思って採用してみると、実際は病院向けのインターフェースだったということがあり得ます。たくさんの検査や指示を院内でオーダーすることを前提としたインターフェースだと、あまりにも機能が多過ぎて、クリニックレベルの診療では現場がうまく使いこなせないということが起こり得ます。ですから、まず、その

インターフェースがクリニック向きの形式なのかということを
チェックしておくことが重要です。同様に、今まで勤務していた病
院で使っていたから自分が入力しやすいという理由で、勤務してい
た病院と同じ電子カルテを採用すると、痛い目に遭うケースが多い
と考えられます。

　2点目は、自分の目で確かめることです。クリニック向けか否か
という視点である程度のふるいわけをしてから、実際に電子カルテ
のフェアなどに出向き、設置してあるデモ機を動かしてみることを
お勧めします。そこでは、実際にデモ機を使って、自分が行う電子
カルテへの記載、運用の流れを把握しておきます。さらに、可能で
あれば、これはと思うデモ機を実際に導入されているクリニックに
見学に行くことをお勧めしたいと思います。各メーカーは、製品を
提供しているクリニックの見学の可不可を把握していますので、見
学の希望を伝えれば、見学できるクリニックを紹介してくれると思
います。私のクリニックでは、ユヤマというメーカーの電子カルテ
を採用していますが、使っている先輩の医師のクリニックに伺い、
使い勝手を確認してから採用しました。

　現在では、電子カルテへの入力はクラークに任せているので、自
分では細かい操作はしていませんが、それでも診療の流れにおいて
非常に大事なものであると感じています。現在出回っている電子カ
ルテは、健康保険証のデータなども OCR で読み込むことができま
す。間違った字を取り込むことも時々ありますが、OCR の読み込
みを通して、検査データを健康保険証のデータやファイリングシス
テムと連動して保管できるという機能もあり、大変便利です。

　電子カルテを使うにあたって注意しなければならない3点目
は、建前として、メーカーの異なる電子カルテ間には互換性がない
ということです。2年、3年使用してみて、どうしても使い勝手が
悪いから他の電子カルテに替えたいと思っても、非常に困難を伴い

ます。メーカーを変更することは、技術的には可能なのかもしれませんが、メーカー側からするとユーザーが流失してしまうのを防止するために、あえてそのような方法をとっているのかもしれません。いずれにしても、現状ではメーカーを乗り換えることは非常に困難を伴うといえるのです。

　2012 年、台湾にある耳鼻咽喉科クリニックに見学に行ったとき、健康保険証がすべて IC カードになっているのを目にしました。台湾の健康保険証カードには、既往歴や処方されたお薬、検査結果などの治療に関する個人情報すべてが記録されています。すべての患者情報が記録され、さらに統一されているという状況を目の当たりにしたのです。日本の健康保険証は IC カードにはなっていないし、電子カルテも、プラットフォームとなるソフトが全くなく、それぞれのメーカーがそれぞれの作りをしているから互換性がない──このことは、日本では、顧客ともいうべき患者さんの利益を損ねているという現状を改めて考えるきっかけになりました。電子カルテの均一化に関しては、政府主導でプラットフォームとなるようなソフトを開発し、それを各メーカーにシェアしていくような方策を取らない限り、なかなか難しいと思います。ですから、結論をいえば、だからこそ電子カルテを採用する際は、慎重にも慎重を重ねて選ぶ必要があるのです。

　電子カルテの選定には、①クリニック向けのインターフェースを選ぶこと、②実際に自分の目で確かめること、③機種の変更は容易ではないこと──に注意しなければならないのですが、さらに、電子カルテの使い勝手は、診療科によって向き、不向きがあることも頭に入れておいてください。例えば、耳鼻咽喉科には聴力のように耳鼻咽喉科特有のデータが、眼科には視力のように眼科特有のデータがあるように、診療科とインターフェースとの相性があります。その辺りもしっかり踏まえたうえで、慎重に検討していく必要があ

ると考えます。

薬剤卸業者の選定

　昔はたくさんの薬剤卸業者さんが地域地域に乱立している状態で存在していました。しかし、近年は、他の業界と同じように薬剤卸業界においても合併につぐ合併が行われ、一部の卸業者さんしか残らず、選択肢が狭まってきていると感じます。

　私のクリニックは院内で薬剤を出していますが、院内であっても院外であっても同じことがいえると思っています。それは、実際に、同じ内容で複数の業者さんから見積もりをとってみても、金額的に大差はないということです。

　あるとき、ある薬剤卸業者の担当者さんが私に語ってくれたことが、非常に印象に残っています。薬剤卸業界のビジネスモデルは薄利多売——非常に仕入れの値段、つまり薬剤が高いので、仕入れた薬剤にほんの少し利益を乗せて販売しているというのです。その担当者さんの言葉をそのまま記すと、「上澄みを吸うような形の商売」とのことです。実際には、東証一部上場、売上げ1兆円の企業の利益が100億円ぐらいだそうです。100億円と聞くと、すごい利益というイメージがあるかと思いますが、経営者の視点でみると、売上げに対して1パーセントの利益率しかないということです。

　そのようなビジネスモデルの中で商売している薬剤卸業者さんですから、安く仕入れることばかりを望む、つまり業者たたきをするということではなく、**いかに担当者さんと信頼し合う人間関係、Win-Winの関係を築くか**ということが重要で、開業当初にいろいろなサポートをいただけることにつながります。他より安く仕入れるといっても大差はありません。それよりも、例えば、必要な薬剤や備品が急に足りなくなったときにすぐ持ってきてくれるとか、何か情報がほしいときにすぐに提供してくれるとか、そういった小回

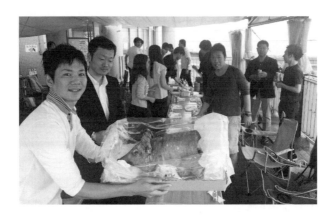

りのきいたサポートをしてくれ、クリニックのチームメンバーとなって貢献いただけるような関係を薬剤卸業者さんと築いていくことが、クリニック運営に非常に有効となるのです。

　私のクリニックでは、薬剤卸業者さんとの付き合いは、ただ、クリニックの診療の合間にちょっと会って話をするというだけではなく、定期的に食事会を行ったり、一緒にバーベキューをしたりして親睦を図る機会を設ける努力をしています。そうすることで、お互いの気心を知り、一層の信頼関係を築けると考えます。勤務医時代には、ほとんどの薬剤卸業者さんは病院の薬剤部に出入りしていたので、接する機会はあまりなかったと思いますが、MRさんとはまた違った立場でクリニックのサポートをしてくださることを心にとめておいてください。

⑤　セミナー・研修への参加

　人として、医師として、経営者としての道をこれからもずっと歩むのであれば、自分自身の継続した能力の開発は、おそらく一生避けることはできないのではないかと思います。近年は「ドッグイヤー」（犬は人間の約7倍の速さで成長し老いていくことから、技

術革新などの変化の激しいことのたとえ）ともいわれるように、驚異的にさまざまなものが進歩する社会の中で、私たち医師が求められているものも日々、刻々と変わっていくわけです。広義的には、国の政策に左右されますが、めまぐるしく変わる医療の体制や情勢を見極めたうえで、しっかりと患者さんに応対しながら、自分がどのような考えで行動をしていくべきかは、今までの教育の中で教えられてきた知識だけで対応できるものではないと考えています。

　まず、**手っ取り早く学べるという意味では、何といっても読書で**す。私も、これまでに歴史書から経済書、地理・地学に関する書籍などなど、たくさんの本を読んできました。その読書習慣は、現在、非常に役に立っていると思っています。現在、読書を苦痛なく行えているのは、幼い頃から読書を勧めてくれた両親に感謝しなければならないことです。実際に本から学ぶことは非常に多く、たかだか1冊千数百円の中に著者の方が誠心誠意を込めて伝えたい内容が凝縮されているのですから、費用対効果は非常に高いと感じています。

　また、実際に成功されている方と直接会って話をすることも、非常にためになり、勉強になることが多いと実感しています。私の場合は、「人と会う」「本を読む」「旅に出掛ける」──三つのことが思考の枠を広げ、視野の広い考え方を身に付けるきっかけになると考えています。「人・本・旅」は、ライフネット生命保険株式会社代表取締役会長兼CEOである出口治明さんの提言ですが、この三つを私はこれからも大切にしたいと思っています。

　また、セミナーや研修に参加することもまさに「目から鱗」の刺激を受けます。私が最初に研修へ参加しようと思ったきっかけはスティーブン・R・コヴィー博士が著した『7つの習慣』という本を読んだことでした。『7つの習慣』は、ご存じの方も多いと思いますが、日本でも200万部も売れ、ベストセラーになった本です。

その中で書かれている習慣一つひとつは「目的を持って始める」とか、「Win-Winをつくる」とか、「やりがいを問う」とか、言葉にすると簡単なものですが、真に理解することは難しいと感じました。そのような時、実際に自分の中で腑に落とすにはセミナーに参加することが有効だということを知人から聞き、当時、3日間で12万円のセミナーに参加しました。参加したときは、**ワークショップ（参加体験型）が多いこと、シェア（共有と分担）が多いこと、この二つに衝撃を受けました**。ワークショップに参加したのはその時が初めてでしたが、実際に自分で体験してみると、参加する価値を十分に感じました。セミナーに参加したことは、自分自身の心の奥底にその内容を深く落とし込むきっかけとなり、その後クリニックを運営していくうえでも非常に参考になっています。また私は、少しでも自分の時間を有効に使いたいという考えがありましたので、このセミナーに参加したことにより、短時間で、本を読むだけでは深く理解し得ないところまで理解できたことにも非常に感銘を受けたことを覚えています。

　このほか、さまざまな方から推薦されて参加した研修はいくつかありますが、勧められただけあってどの研修も確かに参加した価値がありました。これらの研修にかかる費用は、一つの講座でおおよそ数十万円が一般的です。場合によっては、渡航費も含めて100万円を超えるセミナーもあります。それでも、この種のセミナーは、すべてが己の血となり肉となり、後々、それにより経済的な恩恵を受けることになり、**5倍にも10倍にもなって戻ってきているということを確信しています。**

　実際、このようなセミナーは1日で完結することは少ないものです。3日間だったり、4日間だったりします。場合によっては、海外で行われているケースもあります。クリニックを開業してしまうと、特に軌道に乗るまではなかなか参加しにくいのが現実でしょ

う。ですから、開業前のこの時期に興味あるセミナーに参加してほしいと思うのです。

　私は今でも、時間の融通が利く開業前に、もっと研修やセミナーに参加しておけばよかったと思うことがあります。しかし、今からでも遅くはないとも思っています。「トップの器以上に企業の器が大きくなることはない」という言葉もあるように、自分自身の器を常に広げていく必要があると思っているのです。このほか、2〜3時間のセミナーや研修は数多くありますので、皆さんも時間をみつけて、手始めに、そのような研修に参加してみるのもお勧めです。必ず、心に響く何かを手に入れることができると思います。

　また、セミナー・研修とは少し異なりますが、ある種のコミュニティに参加することでも学ぶことができると感じています。私が最初に入ったコミュニティは、兵庫県にある中小企業家同友会という会です。そこに参加して感じたことは、医療業界以外はレッドオーシャン（競争が激しい。反対はブルーオーシャン）の業界が多いということです。逆にいえば、私たち医療業界は、甘えの構造に陥っていないかを常に鑑みる必要があると感じました。他業界では、仕入れ95円、売り値100円というような本当に少ない差益で商売をされている方も非常に多いのです。われわれ医療業界では、原価や売値という概念はあまりなく、いわゆる知的財産で患者さんに価値を売っています。そういう意味では、非常に効率のよいビジネスモデルだとは思いますが、そこに甘んじていていいのでだろうか——これが、多くの業界の皆さんと会する中小企業家同友会で強く感じたことでした。

　このほか、私が参加している「パッションリーダーズ」という近藤太香巳さんが主宰している会も経営者が数多く集まっているので、たくさんの刺激になると感じています。

　教育・学習は自分自身への最大の栄養です。まずは、自分自身を

信じて、自己投資すること、そのような研鑽を積み続けていくこと
は経営者としては大切な修養になり、結果としてクリニックの発展
にもつながると実感しています。

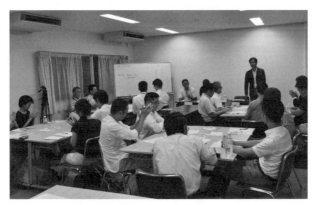

■ 兵庫県中小企業家同友会で講師をしている筆者

Chapter 3

経営者として
行動する

開業直後

　勤務医が開業して一番戸惑い、頭を悩ますことは、トップとしてスタッフをどう活かすかです。そして、クリニック運営をうまく軌道に乗せることができるもできないも、ここに掛かっているといっても過言ではありません。スタッフとよい信頼関係を築き、スタッフ全員に院長の理念を落とし込むとともに、スタッフとスタッフもお互いの信頼関係を築くことが、開業直後の最優先事項です。

　ここでは、そのために大切なことや、私のクリニックで実践していることをご紹介したいと思います。

スタッフとの継続的な信頼関係の構築

　クリニックが一つのチームとして行動し結果を出すためには、チームメンバーがお互いに信頼関係を築く、つまりそこに「ラポール」が形成されている必要があると思います。ラポールとは心理学用語で、人と人の間にある相互信頼の関係、つまり、心が通い合っ

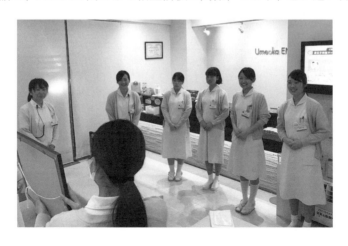

JCOPY 498-04848

ていてどんなことでも打ち明けられる関係や言ったことが十分に理解されていると感じることができる関係のことです。

　このラポールの関係は、もちろんクリニックの日常業務の中で徐々に形成されていくこともあるでしょうが、日常業務以外でも、何かしら工夫をしてラポールの関係が構築できるような機会を積極的に提供することで、より早く、より強く築くことができるのではないかと考えています。

　信頼関係を築くためのコミュニケーションは、まずは質より量だと思います。私のクリニックでは、朝礼、昼礼、終礼を実施し、その場にスタッフ全員が集まり、それぞれが考えていることや思いを皆に知らせることを大切にしています。

　例えば、朝礼・昼礼・終礼では、「Good & New」といって、24時間前からその時点までに経験したよい出来事や新しい発見を一つ話すという課題をスタッフに与えています。そこではスタッフが、仕事・プライベートにかかわらず、自分自身の Good & New とそれに対して感じたことを話します。その時、周りのスタッフは、そのスタッフは何に心を動かされ、その時の気持ちや感情はどのようなものだったかということを共有することで、徐々にそのスタッフの人格を理解していくことが可能となります。あるいは、そのスタッフの考え方を感じることによって相手のことを知り、その人となりに興味を持つきっかけにもなると考えています。

　その他、朝礼・昼礼・終礼などで、クレド（経営理念を記した手帳やカード）に対する個人個人の考えもシェアしています。このクレドは、書いて手渡しただけでは、なかなかスタッフ一人ひとりに響かないと感じていますから、そのスタッフがクレドをどのように解釈して、どのようなことを感じたのかを発言してもらい、私がそれを受け止めることによって、チーム全体としてのクレドの理解の量はもちろん、質も高まるのではないかと考えています。Good &

New やクレドに対する想いの発表を行うなど、**スタッフが自分の想いや考えを発表する場、想いを周りに知らせる機会を一つでも多くつくること**が、ラポールの形成にはとても重要だと感じているのです。

　また、私のクリニックでは、全員のプロフィールの公開を行っています。内容は、スタッフ一人ひとりの名前から出身地、趣味、梅華会に入職した動機やきっかけ、さらに、他人からしてもらって嬉しいこと、されて悲しくなること——などなど。より深くその個人の人間性がわかるように、全スタッフのプロフィールを院内のソーシャルサイトで公開しています。もちろん、このように個人情報を公開するのを嫌がる人もいると思うので、個人情報の共有についての可否を採用試験で問い、賛同する方のみを採用するようにしています。

　皆さんは、「ジョハリの窓」という言葉を知っていますか？
ジョハリの窓とは、自分のことをどのくらい他人に公開して、どう

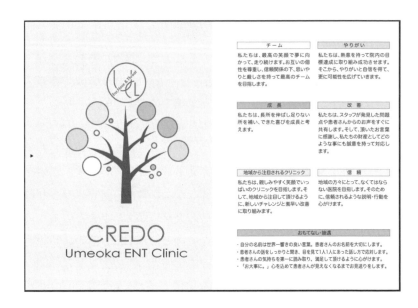

のくらい隠しているかを知ることで、他人との円滑なコミュニケーション方法を探ろうという心理学モデルです。ジョハリの窓の概念では、「開放の窓…自分も他人も知っている自己（open self）」、「盲点の窓…自分は気付いていないが、他人は知っている自己（blind self）」、「秘密の窓…自分は知っているが、他人は気付いていない自己（hidden self）」、「未知の窓…誰からも知られていない自己（unknown self）」の窓が存在します。このうち「開放の窓」は、自分も他人もわかっているので、その項目が多ければ多いほど、自分らしく他人とコミュニケーションがとれていると考えられるとされます。

　各スタッフのプロフィールを全員で共有することは、ジョハリの窓でいえば秘密の窓を開けるということです。つまり、隠している自分を他のスタッフに知ってもらうことで、お互いを知りうまくコミュニケーションをとるきっかけにしてほしいという目論見がそこにはあります。

　このほか、各スタッフの想いや考えを周囲に伝えるためには、食事会や全体ミーティングなどを活用する方法もあります。恒常的

	自分は知っている	自分は気付いていない
他人は知っている	「開放の窓」 自分も他人も 知っている自己	「盲点の窓」 自分は気付いていないが、 他人は知っている自己
他人は気付いていない	「秘密の窓」 自分は知っているが、 他人は気付いていない自己	「未知の窓」 誰からも 知られていない自己

に、各スタッフ自らが発信できる場、一人ひとりが考えて伝える場を意識的に提供することにより、いわゆるトップダウン、上から言われたことを唯々諾々と聞いて動くという組織ではなく、一人ひとりが与えられた課題を考えて、出した答えで行動することが可能になります。そしてその行動に対して、他のスタッフがさらに反応して動けるというような好循環が生まれます。この循環を回し続けることで、さらなるお互いの信頼関係の形成を生むと思っています。

とはいっても、現実的には、クリニックは女性の職場であることが多いので、そこには、スタッフ同士のあつれきが皆無とは言えないでしょう。さらに、開業当初は右腕となれるような人材も育ってはいません。勤務医なら、看護師長さんや事務方のトップに相談するなど、何かしら打つ手はあったでしょうが、自分が開業したクリニックでは、すべて自らの責任として善処し、お互いの信頼関係を回復していくことになります。院長である自分とスタッフとの信頼関係も含めた話になりますが、逃げ場がないというぐらいの覚悟を持って対処していく必要があるのです。

それらに対応するためにも、また、自分とスタッフとの信頼関係を築く上でも、定期的に面談を実施することが重要だと思います。日常業務で十分会話しているから、あらためてそのような場をとらなくてもいいという話も耳にしますが、私の経験では、普段話しているときと30分でもいいから時間をとって一対一で話すときとでは、スタッフから出てくる話は驚くくらい違います。全く異なることもあります。院長である私からすると、なぜそんなことを早く言ってくれなかったのかと思うようなこともその場で突然出ることもあります。例えば、医療関係の仕事を志して新卒採用で入職し、毎日ニコニコと働き、患者さんにも好印象を与えていたスタッフが、どうも今の仕事は自分に向いていないと感じ、もっとやってみたい仕事がみつかった……と打ち明けられたり、私としては正当と

思える判断基準で支給した賞与の差に不満を感じていたり……など。そういった思いもよらない告白や言動・考えに対して、トップとしてどのような考えで対処し、どのような責任を負い、どのような行動をとっていくかにも一つの覚悟が必要だといえるでしょう。

　また、男性脳は解決脳、女性脳は共感脳とよく言われます。院長が男性であり、スタッフが女性である場合、院長の私は、スタッフのいろいろな悩みや質問と思ったことに対して、「この問題はこうすると解決できるのではないか」「こういう考え方をすれば問題ないのではないか」と、つい男性脳で解決してしまいます。これは男性の私にとっては当たり前のことです。しかし、共感脳である女性のスタッフは、ただ話を聞いてほしいだけであって、相手に解決を求めているわけではないということがしばしばあります。私も初めて男性脳・女性脳の話を聞いたときは、その違いをにわかには信じられませんでしたが、院長となって実際に体験してみるとそのとおりでした。思考の男女差といった前提を知らないと、面談中のスタッフから発せられた共感を得たいためだけの SOS を、つい解決してしまい、関係性にひびが入ってしまう、あるいは距離を置かれたままになってしまうという事態になりかねません。

　近頃流行りの言葉に傾聴という言葉があります。聞くということは本当に忍耐のいる仕事、あるいは忍耐のいる作業、あるいは忍耐のいる過程ですが、沈黙することをいとわず、傾聴する姿勢を取り続けることが肝心です。相手の話を聞くには 2 対 8 の割合で相手に多く言ってもらうぐらいの姿勢でちょうどいいといわれています。女性であるスタッフに共感を得られたと思ってもらえるには、そのぐらいの気持ちで傾聴に徹することが必要でしょう。そうすることで信頼を得られ、クリニックの運営に好影響を及ぼすと考えます。

開業1年

　開業して1年経つと、クリニックとしての体制は一応できてくると思います。良かれ悪かれ、患者さんが受付けをしてから診察を受け、必要なら検査を行って診断を受け、必要な治療と薬の処方を受けて、会計を済ませる——という一定の流れは一応出来上がり、院長としてはやれやれというところではないでしょうか？　しかし、この時期に重要なことは、クリニックの目的達成のための**取り組みが、どれだけ継続できているかであり、改善すべき点は手直しをすること**です。実は、開業1年が過ぎ、一定の流れが一応できてきたこの頃に行う、さまざまな体制のチェックと再構築がとても大切なのです。

　将来的にクリニックをより発展させるためには、少しクリニック経営がわかり出したこのタイミングで、①他業種経営者との触れ合い、②リーダーの選定と育成、③顧客からのアンケートの取得、④自分の想いを伝える場の設定、⑤スタッフブログの開始、⑥クラークの育成開始——を始めてほしいと思います。

① 他業種経営者との触れ合い

　私の父は、私が物心付いたときから、機械関係の自営の仕事、いわゆる経営者として仕事をしていました。今思えば、その父の背中を見つめ、いろいろ見聞きした記憶から、いつしか経営者マインドについて、少なからず影響を受けていたように思います。サラリーマンとして固定給を頂戴して行う仕事より、自分自らが動いて、リスクを背負ってでも仕事をとってくる醍醐味のようなものを父から感じとっていました。その業績はアップサイドに振れるかもわから

ないし、ダウンサイドに振れるかもわかりませんが、リスクとはそもそも振れ幅であり、その振れ幅のダイナミズムというものを、子どもながら自分でも感じていたのかもしれません。

　また、父が、中国の故事にもある「鶏口となるも牛後となるなかれ」ということをいっていたことも非常に印象深く、今でも覚えています。字で表すとおり、鶏口というのは鶏の口、牛後というのは牛の後ろです。大きな組織の後ろにいるよりも、小さな組織のトップとなって先陣を切って行くほうがいいという意味だと当時から理解していました。

　そして、先に弟が経営者となっていたということもあり、いざ自分が開業するに際して、他の勤務医の方と比較すれば、経営者としての視点を持つということに関して、まだましだったのかなと思います。とはいえ、開業してからは、開業医の皆さんとゴルフなどのお付き合いをしている中で、医者という経営者が行う経営というものに対するイメージから離れられずにいました。ところが、1年ほど経ったある日、急に弟からある経営者の会があるので、非常に勉強になるから一緒に行かないかという誘いがありました。それが、前述の中小企業家同友会という全国47都道府県にある、中小企業の経営者のコミュニティで、皆で経営者としての学びを深めようという会です。

　私は弟の話に興味を持って中小企業家同友会のセミナーに参加しましたが、そこに参加する皆さんの経営者意識のレベルの高さに愕然とした記憶があります。その会は、ただ講演を聞くだけの会ではなく、一つのテーマについてグループごとにシェアするバズセッションという時間が設けられています。講演会として話を聞いた後、一つのテーマについて少人数のグループに分かれて討論をし合うのですから、自分も自分の意見をシェアせざるを得ない状況に置かれました。私は、こういった場で自分の考えを発表し、シェアし

たことがなかったので、非常にとまどったことを覚えています。

　また、そこでは、経営学的な数字も並べ立てられました。当時は、「BS」とか「PL」とか、そういった言葉すら全然わかっていませんでした。BS とは、Balance sheet、つまり貸借対照表のことで、決算などある一時点での企業の財務状態（資金の調達源泉と運用形態）を表すもののこと、PL とは Profit and Loss Statement、損益計算書の別称で、企業の経営成績を示す財務諸表のことです。私は、中小企業家同友会のセミナーに参加したものの基本的な経済用語の知識すらなく、自分自身の経営に対する理解力の不足、というより欠損というものを痛感しました。

　そして、このセミナーでは、バズセッションの後に必ず懇親会があります。その懇親会を通して、いろいろな業種の経営者と交流をさせていただき、そこでさらにたくさんのことを学びました。その一つが、医療業界は、必要な経費はほぼ人件費で占められていて、勘定科目では費用に該当する仕入や家賃に関する支払いはあまり掛からないビジネスモデルだということです。また、どの業界も医療業界以上に厳しい現実に直面している印象を受けました。医療業界がいまだにブルーオーシャンであるという事実は、他の業界からすると当たり前のように認識されていて、裏を返せば、**経営という勉強をするコミュニティに医科医師は少ないのです**。少ないというか、まずいません。歯科医師がパラパラといる程度で、ほとんどは、運送業者であったり、いわゆる士業である税理士さん、社会保険労務士さん、弁護士さん、あるいは小売り、物販、農業、飲食店を営む人です。その方々は皆さん、日々厳しい現実に直面し、その中で一つずつ少しでも経営を改善して事業を発展させようという、ガッツあふれる人たちでした。そういった方々に囲まれて、私は今のブルーオーシャンに浸っていないで、20 年・30 年後には自分のクリニックの屋台骨をさらに堅牢にし、組織として大きくなって、

組織そのものが永続性をもって運営できるような環境にするために、他の業界の方々が学んでいることを「TTP＝徹底的にパクる」勢いで学ぼうと思いました。

　例えば、そこで私が学んだことの一つに人事評価制度があります。当時私は、人事評価制度という言葉すら理解ができませんでした。それというのも、医師の世界では、そもそも人事を評価するという概念さえありません。医師となって数年ほどして、いわゆるオーベン・ネーベンの世界から外れると、医師はそのまま自分一人で行動する一匹狼の集まりのような世界にいることになるので、お互いがお互いを評価するという概念を今まで考えたこともありませんでした。また、就業規則というものも医師には無関係でした。何時に来て、何時に帰っても、それが勤務時間として換算されているのかいないのかすらわかりませんでした。知ろうとも思いませんでした。現在は違うのかもしれませんが、当直があっても、次の日は普通に通常勤務をしていました。一応就業規則はあったのでしょうが、私の就業規則に対してのイメージはただの建前といったところでした。

　また、パートスタッフにも有給休暇が発生するということも開業してから知りました。私もそうでしたが、勤務医の大多数は有給休暇をまともにとったことすらないのではないかと思います。ですから、スタッフの有給休暇に関する決まり事も、今までの経験や知識では到底太刀打ちできません。そのようなことを自分自身がすべてこと細かく知る必要はないとは思いますが、自分が知らないのであったなら、自分の代わりとなって処理してくれる頼りになるチームメンバーを探し、スタッフとして雇ったり、外部のアドバイザーを探す必要はあるわけです。

　他業種の経営者と触れ合うということは、人との出会いです。そういった出会いを通して、私は学び、気付きというものをたくさん

得てきたと思っています。そして、出会いのきっかけは、家族や知人から紹介を得るか、あるいはセミナーや講演会での名刺交換からご縁をいただいたケースが大半です。いずれにしても、クリニックの中だけ、あるいは医師会の中だけで行動していると、どうしても視野が狭くなりがちです。自分が現在位置する世界から出て、あらためて外から医療業界を俯瞰することによって、あらたな気付き、展望が見えてきます。と同時に、厳しい業界からパクることができることもたくさんあると考えています。

　ここでは、開業1年の間にしなければならないこととしてお話ししていますが、学びは一生です。私自身も、多くの業種の優れた経営者マインドを持つ方々との触れ合いは、これからもずっと大切にしていきたいと考えています。

② リーダーの選定・育成

　リーダーを選定し育成する目的は、院長の仕事は多岐にわたり多忙なので、スタッフの取りまとめ役をつくることにより、クリニックの運営を円滑に効率よく行えるようにすることです。院長が診察中は、受付や会計、検査、採血や点滴などを自ら指導することはできません。そこで、クリニック内のさまざまな業務全般を総合的にみて、助言ないしは指導し、クリニックの一連の業務を潤滑に回していく存在としてのリーダーが必要になります。そして、その**リーダーに、今まで院長が行っていた業務の一部、現場を監督する権限を委譲**することで、院長自身は診療と経営に専念することが可能となります。

　ただし、権限委譲は、丸投げすることではありません。丸投げは、自分でやっていた仕事を「じゃ、よろしく。後は自分でやってね！」とすべてを相手に託すことになりますが、権限委譲は、自分の理念ややり方を相手に十分に理解してもらったうえで、あたかも

自分自身で行っているように職務を行ってもらえなければなりません。それには、大東亜戦争中に連合艦隊司令長官であった山本五十六の座右の銘である「やってみて、言って聞かせて、させてみて」の精神で、実際にやってみせ、相手にさせたことをしっかりと見守り、最初は足りないところはフォローしてあげることが重要です。

　院長は、スタッフよりもこと医療に関しては知識も多く、能力も高いわけですから、指導に時間を費やすよりも自分でするほうが手っ取り早く正確なので、ついついスタッフの仕事も自分自身で行いがちです。しかし、これからクリニックを発展させるためには、権限委譲は「緊急ではないけれど重要なこと」であると思います。クリニック運営が順調に回り、患者さんの数が増え、次は分院の設置を──と考えるようになると、自分の能力がどんなに高くても、到底自分一人ではできない事態が生じるわけです。それを見込んで、開業したクリニックの運営が軌道に乗り出したら、できるだけ早く、できれば開業1年後には、どんなに遅くとも3年目に入ったら、少しずつリーダーを育成して権限委譲を行えるよう準備を進めることが大切です。とはいえ、いきなり全部を委譲できませんから、フォローしながら一段ずつ階段を上るように権限を移していかなければなりません。そうすることで、クリニックの土台づくりが進められることになります。

　手始めに、まずはリーダーとなるべき人物の選定が必要です。リーダーの選定で一番肝心なことは、院長の理念、クリニックの理念をしっかりと理解し共有している人物かどうかを見極めることです。リーダーの資質として、クリニックの理念に基づいた行動ができ、チームメンバーのことを思いやるマインドの持ち主であることが必要不可欠です。しばしば、リーダーになるには「徳」と「才」が必要といわれますが、もちろん、両方兼ね備えた人物がいればそ

れに越したことはありませんが、私はリーダー候補には、第1に「徳」があることを重要視しています。現場の仕事をすべて熟知している人物をリーダーにしたいと考えているわけではなく、クリニックという組織を、組織として有機的に機能させることができる人物をリーダーとしたいのです。なぜなら、たとえ個人としての能力がずば抜けていたとしても、集団の中で行動するにあたって独りよがりであっては、よいリーダーとは言えないからです。それより、集団全体がうまく機能するよう構成員を導ける人物こそリーダーと呼べると思っています。

そのようにして選んだ人物には、**リーダーとしての職務の定義づけを明文化**して渡しています。そして、はっきりと明文化された定義に対して共感しているかどうかを事前に確認したうえで、リーダーに就任させています。

リーダーに就任した後の仕事は、当然、今までの一スタッフとしての仕事とは内容も異なりますし、集団を統率するという立場ともなると、今までとは異なったリーダーらしい発想、リーダーにふさわしい視線が求められます。そうした立場に立つと、いわゆる中間管理職的な板挟みのような精神的状態に苦しむこともあるでしょう。そこで、リーダーに対する支援体制は、院長自ら事前に準備しておく必要があるのはいうまでもありません。

また、リーダーとなる人物の採用については、集団をコントロールするマネジメント経験の有無を考慮することが、非常に大切と思います。開業1〜2年では、通常、新卒スタッフがリーダーに育つことは望めません。そこで、中途採用でリーダー候補のスタッフを採用することになるでしょうが、これは、前職での実体験の有無も重要ですが、例えば、学生時代の部活動でキャプテンをしていたとか、アルバイトでチームリーダーをしていたというような経験も活かせると考えています。マネジメント能力に関しては机上の空論

ではなく、実体験に勝るものはないと実感しているからです。

ここでの院長としての仕事は、リーダーとよくコミュニケーションをとって、自分の考えをリーダーに伝え続けることです。もちろん、一般のスタッフとコミュニケーションをとることも大事ですが、特にリーダーとのコミュニケーションに時間を割くことで、リーダーが右腕ともなる幹部に育っていくことにもつながると考えます。

私が幹部やリーダーの役割と思っていることは、主に二つあります。まず一つは、しくみづくりやマニュアルづくりを行うことです。クリニックの業務にはいろいろありますが、例えばクラークの仕事を一つとっても、一人だけ飛びっきり優秀なクラークが育ったとしても、彼女が個のプレイヤーでいる内は、その能力は彼女の内に存在するのみで、彼女がいなければ業務が滞る——つまり、クリニックの実力が高まっていることにはなりません。そのように属人化している仕事でも、彼女がリーダーとしてクラークのタスクをマニュアル化し、他のスタッフに習得させていくしくみづくりを行っていれば、彼女が体調を崩して不在の時も、あるいは、彼女が結婚や出産などの生活環境の変化で休職や退職をしなければならない時でも、業務に支障はありませんし、自然と次のリーダーが育ってもいます。院長が慌てて他のスタッフの教育をする必要がないわけです。

もう一つの役割は、院長の言葉を翻訳することです。翻訳とは、トップである院長の想いを切り口を変えて、部下である他のスタッフに伝えることです。私のクリニックを例とするなら、「医療を通して日本の未来を明るくする」という私が唱えるクリニックのミッションは、とても抽象的です。とかく、院長の考えは突き詰めていくと抽象的になりやすく、つね日頃、コミュニケーションする機会の多いリーダーには理解されていても、末端で働くスタッフにはイ

メージしがたいものになっている場合が多いのです。そこで、医療を通して日本の未来を明るくするということは、まずは、地域の皆さんの病気を減らし、健康で楽しい社会生活を送っていただくとか、日々健康で社会生活を送る人を支援するというように、誰にもイメージしやすい言葉にリーダーが置き換えて部下のスタッフに伝えます。そうすることで、クリニックの理念が徐々に末端にまで浸透していくと私は考えます。

とはいえ、どこのクリニックでもリーダーの選定ということに心を悩ませている場合が多いと感じます。私のクリニックも例外ではありませんでしたが、個の能力を重視するのではなく、マネジメント力を重視し、院長の想いを理解し共鳴してくれる人物を採用し、リーダーとすることでその課題は解決できつつあると感じています。

 3　自分の想いを伝える場の設定

クリニックを経営していくうえで、院長としてトップの想いを伝える場の設定には、いろいろな手段を講じることができると思います。場面場面でやり方を使い分けていく必要があると思いますので、一つひとつ順を追ってお話ししたいと思います。

まずミーティングですが、一口にミーティングといいましても、全体で行うミーティングもあれば各部門に分かれて行うミーティング、あるいは幹部で行うミーティング――と、小規模のクリニックの中にもさまざまなミーティングがあります。私のクリニックにおけるミーティングの位置付けは二つ、一つは、私からの単なる報告や通知だけではなく、私が発すべき内容をメッセージとして伝えると同時にスタッフ全員の意見を出す場、つまり「収束」、もう一つは、スタッフからの多様なの意見を広く集めて討議する場、つまり「発散」です。私の一方的な報告ならば、あくまで文書やメール、

あるいは院内の SNS で解決できると思っていますから、ミーティングでは、その類の報告は行いません。

　ミーティングの基本はあくまで「収束」と「発散」なので、ミーティングでは、そこを意識して言葉にする必要があると思っています。同じ文、同じ内容であったとしても、言葉の抑揚、強調する言葉などで伝わり方が異なります。相手に何かを伝えたい場合、一番の方法は面と向かって、直接会って話すことだと思いますが、規模の大きくなった現在の私のクリニックでは、残念ながら、すべてのスタッフが集まって行うというミーティングは年に 2 回行うのがやっとで、日頃は院内 SNS や日々のスタッフ向けの文書で私自身がメッセージを伝えています。その中でも、常に現在のクリニックの目的や目標と伝える内容とを擦り合わせ、それに沿った考えを伝えるよう心がけています。院長としての想いや考えの軸がぶれていれば、スタッフも何をやればいいのかわからなくなり、現場に混乱をきたす可能性があると考えるからです。あくまでスタッフが付き従っていくべきはクリニックの理念であり、院長である私の場当たり的な考えではないのです。クリニックの理念を伝え続けることで、院長が不在な時でも、理念に沿って自分で考えることができる主体的なスタッフが育っていくと思っています。また、クリニックの理念に沿って主体的に動けるスタッフがいれば、院長である私は安心して、外へ学びにも出られるわけです。

　次に私のクリニックでは、毎月の給料日にクリニックのこれから 2〜3 カ月の短期的な計画や現在のクリニックのトピック、現在の動向・お知らせなどを 600 字ぐらいの文章にまとめて、院内の SNS で発信するようにしています。そこには、最低限の経営的数字も入れて、スタッフ全員にクリニックの経営状況を把握してもらうことも意識しています。経営的数字は、できるだけ多種類の数字をみてもらいたいと思うところはありますが、例えば、レセプト枚

数であったり、新患患者数の推移などのように、スタッフに知ってほしい数字の中でも特にここだけは外せないというものだけをとり上げて、スタッフの意識付けを図っています。文書にする内容は、そのとき、そのときで伝えたいことにより変わるので、給料日に配信する内容も私の想いを伝える場の一つとして位置付けています。

　また、私のクリニックでは、「理事長の想いを伝える会」という形で、経営方針の発表会を年に１回、毎年６月に実施しています。次頁に掲げたその会で配布されるパンフレットの中で、中期的事業計画を発表し、これからクリニックとしてどのような運営をしていくのかといった内容を伝えています。例えば、私のクリニックでは、2023 年、この本を執筆している現在が 2016 年なので、これから７年後にクリニック 20 院を展開していくという構想があります。それには、どのような人材が必要であり、どのような教育が必要であり、どのようなしくみを構築していく必要があるのか、そのためには私たちはどのような準備が必要なのか——という細かなことまで伝えています。つまり、これからクリニックがどのような道を進んでいくのかを伝えることが大事と考えます。

　それとともに、これは毎年同じ内容ですが、クリニックとして大切にしているミッション・ビジョン・バリューも再確認という形で伝えています。これには、同じ内容であっても、**毎年、伝え方や切り口を変えることで、スタッフへの理念の浸透度をさらに深めたい**、さらにスタッフのベクトルを統一させたい、ベクトルの擦り合わせをしたいという意図があります。私が伝えたいことは多々ありますが、最近ではスタッフの成長に伴って、スタッフ自身がクリニックの理念に対して、自分たちはどう考えて、どう行動していくかを、他のスタッフに伝えることができるようになったので、自然に切り口を変えた伝わり方が起こり、より浸透度が増してきていると感じています。

JCOPY 498－04848

　院長は経営者です。経営者というのは、仕事の第一はクリニックの将来を考えることです。これからの長いクリニック運営において、今後どういったことに挑戦していくのか、どういうクリニックづくりを目指していくのか——をスタッフに伝えることによって、スタッフのイメージ力を喚起し、そうすることで院長の行っていくことに対する理解を深めていってもらえると考えます。なぜそれをするのか、していくのかということの前提となるものが、クリニックの理念であるというふうに考えているのです。

　このほか、院長の想いを伝える場として忘年会も活用しています。私のクリニックでは「感謝祭」と銘打ち、スタッフ全員への感謝の場として、毎年、ザ・リッツ・カールトン大阪で忘年会を開催しています。これは、単に豪華

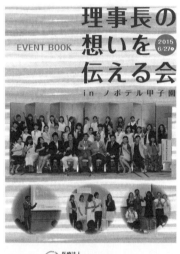

大項目	中項目	実施・検討項目 1年目（2017年）	実施・検討項目 2年目（2018年）
◆作る	企業理念を伝える幟場と仕組み	確宝合宿の実施	
	ES向上に向けた取り組み	経営企画の移転・拡大	
	進化・成長できる仕組み	i-Standard研修導入	ミステリーショッパーの導入（SBCの会社）
			日本サービス大賞入選
	社員のスキルアップ	交換留学（日数未定）	
	事業の標準化	スーパーバイザーの確立	リクルーター活動（新卒）
		人事部の創設	
		組織体制のフレームづくり	
◆拡げる	梅華会ブランドの拡散	医院見学数年間24件	大学・専門学校とのコラボセミナー
◆管理する	法人財務管理		
	地域とのコミュニケーション	遊休施設の利用	患者さん向けの医療勉強会
		京セラドームで野球	10周年記念イベント
			障がい者雇用
			託児所施設（病児保育）

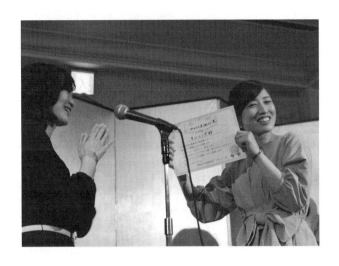

な食事を楽しもうというわけではなく、もちろんそれも少しあるの
ですが、まずもって、一流のサービスを感じる機会をスタッフに提
供し、私たち自身がその一流のサービスに匹敵する精神を養うとい
う気持ちを持とう——という、私の願いがあります。クリニックも
医療というサービスを患者さんに提供してるサービス業と考えるか
らです。感謝祭は、私が、この1年間のスタッフの労をねぎらう
場であるとともに、次年度に向かっていくためのマインドセットと
して、全スタッフが集まり、和気あいあいと楽しみ、食事をして、
チームとしての統率力を高める場とも位置付けています。その中で
は、スタッフ全員への深い敬意を表すとともに、**スタッフ全員の存
在を承認するための表彰制度**を確立させています。すべてのスタッ
フ一人ひとりが持つ長所を認めて、さらに育ってほしいと願ってい
るので、スタッフ一人ひとりに表彰状を授与しているのです。

　そして、前述の「朝礼、昼礼、終礼」も、スタッフとの信頼関係
を構築する場であるとともに、院長の想いを伝える場でもありま
す。

スタッフブログの開始

　クリニックを運営するうえで、ブログはあらゆる面で非常に活用できるツールだと考えています。最近では、個人が自由にブログというメディアを通して自分の想いを発信することが、非常に簡単で日常的になりました。

　クリニックにとってのブログが、他のクリニックがやってるから私のクリニックでも始めてみようかな——程度のものであれば、なかなか集客につながる成果は出にくいのではないかと思います。そこで、前述のベストセラーともなったスティーブン・R・コヴィ博士が著した『7つの習慣』でいうところの第2の習慣「終わりを思い描くところから始める」にあたる「目的」、つまり、何のためにブログをやるのかということを、あらかじめ考えておくことが不可欠です。私は、ブログというものは一言でいうとブランドづくりになると思っています。ブランドの語源は、昔でいうところのマーキング、つまり馬につける刻印のことです。この馬が誰の馬であるかを示した刻印がブランドの起源であり、オーナーのイメージです。ブランドとは、ロゴマークのように視覚的なイメージであれ、テーマミュージックのように聴覚的なイメージであれ、そのイメージから脊髄反射的にある固有の物が連想できるようなものでなくてはならないと思っています。「スカッとさわやか」と聞いたら、皆さんは何をイメージされるでしょうか。「JUST DO IT」と聞いたら、皆さんは何を思われるでしょうか。このようなブランドイメージをつくる、それがブログの目的であると私は考えています。

　次に、どのようなブログをつくるのかについてですが、私はブログでは、現在の自分のクリニックのビジョンを明確に示すとともに、スタッフがいきいきと働く姿を、患者さんや採用の候補者に見ていただき、共感していただきたいと思っています。つまり、ブロ

グの目的は集客です。患者さんを集めるという意味での集客と人材を集めるという意味での集客、すなわちリクルート、ブログにはこの二つの目的があります。患者さんと採用する人材というのは、どちらもクリニックのブランドに大きく関わるものと思っています。

　また、ブログは、ブランドづくりのみならず、書き続けることによって書いた人のアウトプット力が向上するというメリットもあります。しかし、これはあくまで副次的であり、本来の目的はあくまで集客とリクルート、この二つです。

　集客とリクルートのためにブログとして発信するのは院長ブログとスタッフブログの二つがあります。まず、院長ブログは、Google アナリティクスで解析を行うと、皆さんに見ていただく回数が非常に多いことがわかります。それは、患者さんが、このクリニックの院長はどういう人物か、どういう想いを持って治療しているのか、あるいは、どういう日々を送っているのかといった院長の人間性に対して、非常に興味を持っていることの現れではないで

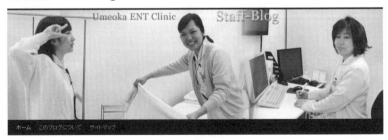

しょうか。私も、近所に大好きなイタリアンのレストランがありますが、そのシェフのブログで、その方の料理に対する想いであったり、イタリア料理に対する考え方をみてシンパシーを感じ、そのイタリア料理店のファンになって、行きつけになりました。クリニックもこれと同じと思います。

　皆さんも院長ブログはイメージできると思いますし、開業当初から開始できると思いますが、もう一つ、次にトライしてみたいのはスタッフブログです。スタッフブログは、まずもってリクルート、人材採用につながると思っています。クリニックにはどういった業務があるのか、その場で働くスタッフはどういった日常を過ごしているのか、どういった想いで仕事をしているのか、あるいはそのクリニックではどういったイベントが行われているのか——ということが、これから就職を考えている方にとっては、非常に興味があり、参考にもなるのではないでしょうか。

　私のクリニックのスタッフブログは、あくまで自然体で各人が自由に書くスタイルですから、ブログを見た方の中には、クリニックの日々の仕事内容をみて、厳しいだとか、つらいだとか、イベントが多すぎるとか、そういったことで就職を希望するのを敬遠される方もいらっしゃるでしょう。しかし、これに関して私は、自然淘汰であると捉えています。もともと、仕事に楽を求めたり、チームの一員としてイベントに参加することを望まない個人主義的な人材は、私のクリニックでは求めていません。つまり、**ベストマッチングするためにも、良質な母集団を形成するうえでも、スタッフブログが一つのふるいとなって、人材採用に貢献している**と思っています。

　また、スタッフがいきいきと楽しく働いて、患者さんに明るくポジティブな雰囲気が伝わるのが、私のクリニックの特徴であると考えていますので、スタッフブログはクリニックのファンづくりにつ

ながっていくとも思います。そして、いかにして楽しく働いてるの
かを伝えたい気持ちがあるというのは、私たちクリニックが、そう
いう仲間を求めているからであり、引き寄せの法則で、同じような
メンバーが集うことによって、よりチーム力が強化されると考えて
いるからです。

　このように集客とリクルート、二つの目的を持ったブログです
が、あまり、クリニックの勧誘といいますか、広告臭が強くならな
いように注意していく必要があると考えています。人はあまり強く
売り込みされると、敬遠してしまうというところがあると思うの
で、クリニックの日常を自然体で伝える中で、クリニックの想いと
いうものを織り込んでいくというスタンスがちょうどいいのではな
いかと考えています。

　また、ブログの三つ目の目的として、クリニックのホームページ
本体のページ数を増やし、SEO（サーチ・エンジン・オプティマイ
ゼーション）を強化していくことが挙げられます。ですから、ブロ
グはいわゆるアメブロなどの外部のブログではなく、クリニックの
ホームページにバナーを貼って、連動して掲載する方法をとること
をお勧めします。

　いずれにしても、こういったブログというのは、1カ月や2カ月
行ったところですぐに効果が出るものではありませんが、継続は力
なり、広告になるだけでなく一つの大きな資産にもなると考えてい
ます。なぜなら、過去のブログを繰ることによって、そのクリニッ
クの歴史を知ることができるので、後々入ってくるスタッフに、ク
リニックの文化、風土をうまく伝える一つのツールとしても活用で
きるからです。ただ、継続するためには、最初から大きな風呂敷を
広げずに、しっかりと事前にしくみをつくって、小さく始めて、大
輪の花を咲かせていくという方向性をもって、地道にやっていくこ
とをお勧めいたします。

　クラークの育成開始

　開業してしばらく経つと、患者さんが徐々に徐々に増えてきて、経営がうまくいっているクリニックでは、いずれ患者さんの待ち時間対策が必要な時期がやってきます。その対策として、私がお勧めしたいのがクラークを育成することです。入院施設のある大きな病院ではよくみられる、医師や看護師を陰からサポートしてくれるクラークは、私たち開業医にとっても大きな力となってくれます。私のクリニックでのクラークの主な業務内容は、①患者さんの呼出し、②患者さんの症状の電子カルテへの記載、③処置・投薬内容の算定等の電子カルテ作成——です。

　患者さんにアンケートをとると、どこのクリニックのアンケートでも同じような結果が出るという話を聞いたことがありますが、その結果とは、第1は待ち時間が長いという不満、第2は医師への満足度や信頼度が徐々に下がる傾向にあることです。私は、クラークを育成することによって、この二つは解消される期待が持てると思います。

　まず、待ち時間対策に関していえば、通常、医師が診察しカルテを入力しますが、カルテを入力する役割をクラークが分担することにより、医師は診察業務に専念できます。その結果、診察のスピードが速まるという効果が期待されます。私の感覚では2倍とまではいきませんが、1.5倍ぐらいのスピードで一人の患者さんに対応できます。今まで1時間あたり10人しか診れなかった場合、1時間あたり15人診れるということになるのです。仮に10人が15人診れるというふうになった場合、当然、診察時間は3分の2に短縮されることになります。そこで、クラークが一人増えて人件費が一人分余分に掛かりますが、逆に、診察時間が3分の2に縮まることによって、スタッフ全体の疲労度も減り、余分な残業代も浮

くということを考えれば、理にかなった投資ではないかと考えます。

　また、医師への満足度や信頼度に関していえば、医師は患者さんとの会話に集中できます。カルテが表示されるモニター画面をちらちら見たり、あるいは電子カルテの入力をしながら患者さんと話すということは、患者さんと向き合わないで患者さんと会話することになります。人の目を見ずに話をするというのは、たとえ相手がお子さんであってもラポール、つまり、人と人の信頼関係を築く上での妨げになると考えています。また、医師が患者さんの目を見て話すと治癒率が劇的に上がるとの報告もあります。クラークを採用することによって、私は、患者さんが診察室に入室されたときから目を合わせることができ、そして、退室するときも見送る姿勢を通すことができます。私自身が、もし患者として医療というサービスを受ける立場であれば、最初から最後までこちらを見て話してもらいたいと思うでしょう。また、一流のホテルや航空会社など、一流のサービスを提供している業界であれば、目と目を合わせて会話することは、当然のように実践していることですから、クリニックにおいても実践していきたいし、実践可能と思っています。すると必然的に、クラークの採用が有効な手段となるわけです。

　さらに、クラークという業務を習得しているスタッフがいると、受付、会計、検査を含めた各ポジション全体を総合的に見渡してくれるので、お互いのポジションに有機的なつながりができてきます。すると、各ポジションのスタッフの業務習熟レベルも目覚ましく向上するのを実感します。一つだけ欠けたジグソーパズルに、クラークというピースがすっぽりと入り、すべてのポジションにおいてその業務に習熟したスタッフができ上がるのです。つまり、主体的なスタッフが育ちやすくなるのです。業務というもの全体を見渡すことができるスタッフ、虫の目ではなく鳥の目で見ることができ

るスタッフがいること、つまりクラークを置くことは、効率よく診療を行うという課題を解決することに対する期待が大いに持てると思います。

　クラークのような役割を分担するスタッフがいることによって、医師の負担が軽減するということはご理解いただけたと思いますが、では実際にはどのようにして教育していけばいいのだろうとお考えになるのではないでしょうか。診察だけでも忙しいのに、どのように教育していけばいいのだろうと思われるでしょう。私も、クラークというポジションが現場の中では最難関のスキルであると考えていますが、これまでスタッフを信じて、地道に教育し続けてきたつもりです。一般論でいいますと、できないと思っていると絶対にできないですし、できると思えばできるようになるものです。実際に他のクリニックでできているのであれば、それは同じ人間がすることであり、できるのことなのです。また、できる可能性を求めはじめると、どうやったらできるのだろう、どのようにしたらできる可能性を見い出すことができるのだろうと、常にアンテナを張って問い続けることになり、そういうものに対する GPS 機能が非常に働いて、可能になるというふうに信じてきたことで、実際に実現できています。

　私も、こういったクラークの採用に関しては、以前は思いも及ばなかったのですが、私が札幌の耳鼻咽喉科麻生病院で勉強させていただいた頃、実際に 20 歳で医療専門学校を出た方がクラークとして働いていました。その方は入職して半年目で早くもクラークをしているという事実を見てびっくりし、それは可能なことなのだと、無理な話ではないのだと実感し、**自分の中の思い込みというものが取っ払われたという経験**があります。皆さんも、実際にみてみないとわからないかもしれませんので、そのようなノウハウを含め、**私のクリニックでは随時見学を受け付けています。**申し込みはクリ

ニックのホームページ〈http：//umehana-tour.com/〉から行え
ますので、ご興味のある方は見学にきていただいて、実際に見るこ
とで初めの一歩を歩み出す勇気を得ていただきたいというふうに考
えています。

　一つ注意していただきたいのは、クラークの導入は、閑散期から
始めるほうがいいということです。耳鼻咽喉科でいえばスギ花粉症
の発症する春先のように、繁忙期で人も足りないくらいの時季に、
初めて導入する仕事をうまく回すというのは大変ですし、患者さん
にご迷惑をお掛けすると思うので、閑散期から導入していくほうが
いいと思うのです。

　そして、何より肝心なのはマニュアルづくりです。患者さんとの
会話の中で、病気ごとの重要なキーワードを電子カルテに入力する
こともクラークの大切な仕事の一つなのですが、医師にとっては当
たり前にキーワードとしている症状でも、クラークがキーワードと
捉えられるようになるには少し時間がかかります。例えば、患者さ

| ルール | マニュアル | 研修 | 梅華会カレンダー | シフト表 | ユーストーリーサイト | チャットワーク管理表 | 役職別役割一覧 | 2017年 目標設定 |

マニュアル > クラーク >
クラーク基本

初診　　患者さんの訴えの補足入力
　　　　◎常時服用の薬　　　重複処方防止・飲み合わせのため。
　　　　　　　　ワーファリンやバイアスピリン・バカルゲン等は出血傾向になるので必ず記入
　　　　◎持病・罹患歴　　　緑内障・糖尿病・喘息・アトピー・胃潰瘍・前立腺肥大
　　　　　　　　　　　　　　は必ず記入

　　　　　　　　　　※記入はアレルギー等を記入する欄に。

　　　　◎検査歴・OP歴・アレルゲン・過去の通院・治療歴など（A欄）
　　　　◎最近の服薬　　　　（抗生剤・抗アレ薬など）今後の投薬の参考に
　　　　　　　　　　　　　　（S欄またはO欄）
　再診 [診察・複写]
　[]

　　再初診 [診察→問診登録]　までを素早く！

　　　　　（院長が患者さんの訴えを早く把握しておくため）

　※カルテを開いたら、まず外部情報参照を開く。A欄も引っぱってうつしておく。

　AD/TGなど検査後の診察（簡易聴検含む）[外部入力]を素早く！
　　　　　　　　　　　　　　　　　　検査結果を把握して診察に入るため

　※カルテ作成の優先順位
　　①行った処置を確実に算定する
　　　　ファイバーの算定の有無、菌検・好酸球の算定漏れ要注意！
　　　　・菌検査算定時期及び保険算定について　　（2012.11〜）
　今までは菌を採取した時点で算定していましたが、今後は患者さんに結果説明をした時点での算定に変更。
　　　　結果がでても来院ない場合は医院負担で対応。
　　　　コメント必要　　「菌検査○/○　算定未」とP欄記入、説明が済んだら（算定したら）P欄メモを消す

んが風邪の後、右耳が中耳炎になり耳だれがある場合は、右OMA・耳漏（＋）と記入する、粘り気のある鼻水が出て、鼻づまりがひどい場合は、粘性・腫脹（＋）と記入する——などの一覧が記入されたマニュアルを作成する必要があるのです。

　そのほか、クラークのマニュアルには、診療報酬算定の基準、連携病院への紹介状の作成要領——などが記載され、過去に誤りが多かったものについても、より注意を促すように色を変えて表すなどの改良も行われています。このマニュアルを頼りにクラークは動き、それによって患者さん一人あたりの診療時間が短縮できるわけですから、マニュアルづくりの大切さは言葉で表すことができないほどです。

Chapter 4

経営者として
進化する

開業3年

　開業3年ともなると、地域の皆さんへの周知も進み、患者さんとも顔なじみになり、スタッフの気心も知れ、まずまず、一安心というところだと思います。しかし、実は、この時期にクリニックの運営をもう一度見直すことが重要なのではないかと思っています。3年経つと、善いことも悪いことも習慣化してきますから、多少不便を感じていても、再構築してゼロから始めることに躊躇するかもしれません。しかし、3年経ったこの時期に改善すべき点や改善したほうがよりよくなると考えられる点は、手直しした方が、今後のクリニックの発展につながると考えます。

　ここでは私の経験から、3年目であるからこそ実行してほしい①ホームページの再構築、②PDCAサイクルを回し続ける、③自己研鑽、④スタッフ教育、⑤ファン患者さんの構築、⑥クリニックの法人化、⑦オペレーションの改善、⑧非常勤勤務医の雇用、⑨院内ハードの見直し、⑩組織体制の明確化、⑪外部関係者とのラポールの形成、⑫スタッフとのラポールの強化、⑬法人の伝統・伝説づくり──についてお伝えしたいと思います。

　なお、この中には、私の実例が数多く盛り込まれています。皆さんにはそれらを開業の際の参考にしていただいて、開業3年目に手直しの必要が少なくなったり、なくなったりすることを願ってもいます。

① ホームページの再構築

　開業して3年くらい経った頃に、最初に作ったホームページの見直し、あるいは、コンテンツやページの追加に着手するほうがい

JCOPY 498-04848

いと思います。皆さんも開業すると、初診時に問診票の記入を患者さんにお願いし、その際に、なぜこのクリニックを受診したかというアンケートの記入も併せてお願いすることがあろうかと思います。何を見て、何を聞いてこのクリニックに来院されたのですかというアンケートです。近所だから来たのか、知人・友人から紹介を受けて来たのか、あるいは駅看板を見て来たのか——などです。

　私のクリニックが開業して数年くらい経ったときの集計で出た結果では、間違いなくウェブを見てきた患者さんが多かったことがわかっています。診療科目や、都市か地方か、テナントか戸建てか——など細かい条件で多少の違いはあるかもしれませんが、ウェブを見て来られた患者さんが一番多いと実感しているのです。私が、行きつけになったイタリアンレストランをウェブでみつけたように、クリニックでも、特に店舗型のクリニックでは、ウェブは非常に強力な宣伝・広告ツールであると考えています。

　そこで、ウェブマーケティングに選択と集中をかけるという意味で、ホームページを再構築することは、非常に重要であると考えます。ホームページで、いわゆる SEO（サーチ・エンジン・オプティマイゼーション）という、検索結果で上位に表示されるための手段は、以前は特別な SEO 業者に依頼して、意図的にランクを上げる操作を行うこともあったようですが、現在では、サイトの価値を高めることで、検索上位にもってくることが SEO 対策の主流ですし、本質でもあります。Google にとっても、検索をする側にとっても、ホームページの価値そのものが高いということが本筋であるので、クリニックのホームページも、価値を上げるという点にフォーカスを置いて、再構築をかけていくべきだと思います。

　この中でぜひ取り組んでいただきたいのが「採用サイト」の作り込みです。これに関しては、3 年目といわず開院当初から行うことができればなおよしということになりますが、少しずつ少しずつ

くっていくことでも、成果は得られると思います。**企業運営の善し悪しについて、人材採用と教育に最大投資を行う**ことがポイントと、しばしば言われていますが、実際に、それは理解できたとしても、実際に実行し続けることができるかどうかというと、非常に難しいのが現状ではないでしょうか。なぜならば、人材の採用と教育は、売上げの即効性につながるものではないからです。ついつい私たちは即効性のあるカンフル剤的な要素、すぐ売上げにつながる方法を求めたくなりますが、永続してクリニック運営を行っていくにあたっては、即効性よりもしっかりとした土台づくりが重要になると思います。土台づくりの中でも、特に重要なのは、自分のクリニックにふさわしいスタッフ採用のためには、クリニックが求めている人物像に見合った方に応募してもらうことと考えますが、そのために貢献してくれるのが「採用サイト」になるのではないでしょうか。

　私のクリニックでは、タウンワークや AiDEM などの一般的な広告媒体にスタッフの募集を掲載することもありますが、その媒体の中では記載する文字数は制限されているので、求める人物像について詳しくは載せられません。そこで、必ずクリニックのホームページで採用サイトを見てから応募くださいというメッセージを入れて、事前にホームページを見てもらうようにしています。

　私のクリニックの採用サイトは、梅華会グループ採用スペシャルサイト〈http://umeoka-recruit.com/〉でご覧になることができますのでご確認いただくとご理解いただけると思いますが、医療事務に求めるスキルと看護師に求めるスキルは、全く異なるため、採用サイトでは採用する職種別に分けて募集要項を記載することが大切です。職種ごとに求める人物像にフォーカスした内容を記載することは、採用候補者にとって心を打つ内容であればあるほど、しっかりと見入ってくれると思いますので、そのことに焦点をあてて詳

しく記載することが大切です。さらに、医療事務においては、新卒採用と中途採用とによって、おのずと私たちの求める人物像は異なってきます。そこで、そのことも詳しく書き、それに共感した方だけに応募してもらえるようなフローを心がける必要があるでしょう。

　次に、私のクリニックの採用サイトの内容には、求める人物像やいわゆる募集要項だけでなく、スタッフの1日の業務の流れやスタッフの仕事への想い、どういった考えで働いているのかといったことも掲載しています。このことによって、応募者にはシンパシーが生じると考えています。ただし、中には働いてる姿や顔写真を掲

午前8：55　午前診の受付開始

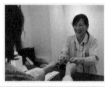

午前診の受付開始です。
ドアが開く前から並んで待ってくださっている
患者さんもいらっしゃいます。
気持ちの良い挨拶でお迎えします。

円滑に診療が行えるよう、チーム一丸となって
各自の持ち場で責任を持って仕事に取り組みます。
一人は皆のために、皆は一人のために。
常に仲間のことを思い行動します。

待合室にめまいでつらそうな
患者さんがいらっしゃいます・・・

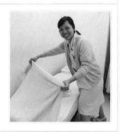

スタッフがお側へ行って「大丈夫ですか？横になった
ほうが楽なようでしたら、ベッドをご用意いたしましょうか？」と声をかけます。

ベッド使用ご希望のようです。すぐ他のスタッフにインカムで声をかけ、
ベッドの用意ができ次第、患者さんをご案内します。

・・・中待合では大きな声で泣き続けているお子さんが
・・・診察室内の声もかき消されるほどの泣き声です。
診察が怖くて不安なのでしょう。

スタッフが泣いているお子さんに
「あっちでTV見て待っていようか。おもしろいDVDやってるよ！」
と声をかけて誘導します。

しばらくすると泣いていたお子さんもTVに見入って泣き止んだようです(*^_^*)
診察室も患者さんと静かにお話ができるようになりました。

載したくないという考えの方もいらっしゃると思います。私のクリニックでは、入職前にその点について了承いただいたうえで、確認書をとらせていただいています。その結果、採用サイトの価値も、さらに上がるというふうにも考えています。

　その他ホームページには、サテライトサイトの一つとして、私のクリニックの強みを掲載する専門サイトを設けています。例えば、私のクリニックのホームページにある、睡眠時無呼吸症候群の専門サイト、中耳炎の専門サイトなどの専門サイトは、SEO で検索されたときのランニングページとしても活用できます。ウェブ検索で探してもらいやすくするという目的とともに、しっかりと専門的な内容を記載して、私たちの強みを明示することで、例えば、睡眠時無呼吸症候群は梅岡耳鼻咽喉科でも治療してもらえるのだという広告や宣伝、アピールになるとともに、提供する医療に対する信頼にもつながると考えています。

　さらに、動画サイトの活用もあります。Google が、近年YouTube を買収しましたが、その結果、YouTube が、検索結果でSEO に大きく反映されるようになったのが現状です。Google としては、動画に重きを置くという方針ということだと思いますし、Facebook でも、動画を投稿する方が最近大変増えているようです。今までは、動画はファイル容量が重いということで、アップロードしにくいというウィークポイントがありましたが、現在のインターネットの通信環境を鑑みるに、これからは動画がマーケティングの主体ということになると思っています。

　ウェブマーケティングを学ぶのにお勧めの書籍は、『最小の手間で最大の効果を生む！　あたらしい Web マーケティングの教科書』(西俊明) と『はじめてでもよくわかる！　Web マーケティング集中講義』(押切孝雄ほか)、この 2 冊です。

　ウェブマーケティングは、極端なことをいえば、クリニック運営

を継続していくつもりであるなら、おそらく半永久的に取り組み続けるべき課題であると考えています。今までは、地域の方、隣近所の方の口コミによるところも大きかったかと思いますが、近年では、特に都市部における隣人同士の人間関係は薄くなっています。このような人の行動特性と、将来的にはウェブ世代が世の中の主流になることを考えれば、広告・宣伝もウェブに頼るという方向性は、これからさらに加速していくのではないでしょうか。

なお、こういった、ウェブマーケティングに対する取り組みも、徐々に育ってきたスタッフに少しずつ移譲ができれば、さらに、院長が経営に集中できる環境が整っていくと考えています。

 ## ② PDCA サイクルを回し続ける

PDCA サイクルとは、仕事をどのような過程で回すことが効率よく業務を行えるかに関する理論の一つで、P は Plan（計画）、D は Do（実行）、C は Check（評価）、A は Action（改善）のことです。この理論は、第二次世界大戦中にアメリカの物理学者ウォルター・シューハートと統計学者エドワーズ・デミングが提唱しました。この PDCA サイクルは、1 周したら A を次の P につなげ、螺旋（らせん）を描くように、1 周ごとにサイクルを向上させて継続的に業務改善していくことで業績のアップが図れる――という理論です。

私の自省も含めての話になりますが、一般的には、業務を行うにあたって「P → D」で完結しているケースが非常に多いのが現状なのではないでしょうか。開業して 3 年目は、いろいろなポジションやいろいろな業務で、修正すべき点、解決すべき点がたくさん出てくる頃だと思います。3 年経つと気付くようになるといったほうがいいのかもしれません。そこで、クリニック内の業務のしくみづくりを改めて考える頃でもあるのですが、P（計画）をして D（実

行）をしたのであれば、**いつ C（評価）をするのかを前もって決めておく必要があります**。私は、すべての業務は、定期的に見直し改善する習慣が必要である、つまり、PDCA サイクルを回す必要があると考えています。

　例えば、私のクリニックにおいては、さらによい職場環境を構築するために、組織診断を年に 1 回定期的に行って、部下からのメッセージを受け止めるようにしています。この組織診断も、例えば、スタッフからの給与を上げてほしいとか、福利厚生をもっと充実してほしい、あるいは、健康診断の充実を求める——といったニーズ・欲求・要望に対してしっかりと応え、どのように「C → A」に、そして次の P につなげていくのかということが大切になろうかと思います。もちろん、福利厚生を充実させるにしても、その予算は無限大なわけではありません。しかし、福利厚生に使える予算という枠内でも、スタッフにとって喜ばれる福利厚生とそれほどでもないものがあるのであれば、そこをしっかりと把握したうえで、より、スタッフが喜んでくれるような福利厚生となるよう考え直していく必要があると思っているのです。

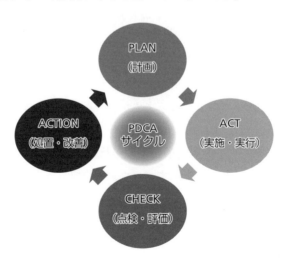

　このほか、患者さんに協力していただいたアンケートも、とった
だけではなく、改善できるところは改善し、必ずPDCAサイクル
を回すようにするなど、クリニック内の業務のさまざまなところ
で、PDCAサイクルを回していく必要があるわけですが、決してP
やDで終わることはないように、必ず「C→A→P」につなげる
ことを3年目以後、特に気を付けていく必要があると思うのです。

　さらに、開業から3年くらいのこの時期になると、成長したス
タッフから多くの意見や提案がもらえるようになると思います。例
えば、受付・会計周りの改良のアイデアは、院長が出せることはお
そらく皆無でしょう。受付・会計周りのことを一番詳しいのは、そ
の現場で毎日働いてるスタッフです。私のクリニックでは、インフ
ルエンザの予防接種予約に関して、以前は通常の診療と一緒に受け
付けていましたが、多数の問題が発生したことから、インフルエン
ザ予防接種に特化した予約受付に関するマニュアルを作成しまし
た。さらに、毎年ワクチン接種が終了した時点で、振り返りを行っ
て直すべきところは修正し、次年度に活かすようにしています。こ
れも、スタッフからのアイデアにより、仕事のしくみが一層洗練さ
れ、それが実行されることによって、効率性が上がるとともに、患
者満足度も一層高まり、クリニック運営の成果につながっている事
例です。

　このような現場の仕事は、クリニックを運営して動線を稼働させ
てから、初めて不都合がわかることもしばしばです。**机の上だけで
考えてるだけでは、全く予想だにしない修正点が出ることもあるの
です。**例えば、購入した物品をどこに置いておくのかや、在庫管理
はどのようにするのかは、意外と盲点です。物品を発注するところ
から収納するまでのフローや、欠品などのトラブルがあったときの
応対なども含めて、事が起こってから目の前のその問題に対処する
だけではなく、根本からの問題解決につながるような修正や改善を

考えていく必要があるでしょう。

　また、最近は予約システムを取り入れているクリニックが多いと思いますが、予約システムも見直して、一部の患者さんが不利益を被ることがないよう、すべての患者さんにとって公平で益になるよう、全体が最適ということを考えていく必要があると思います。例えば、今までは時間予約制であったものを順番予約制に変えたほうがいいのではないか、という意見もあり得るかと思いますし、あるいは、時間を予約しておきながら遅れてきた患者さんに対してどのような対応をしていくのかという問題も考えなければなりません。どのような予約システムが最適なのかは、クリニックの特徴により違いがあると思うので、一概にこれが正しいということは言えませんが、ここも日々対応しているスタッフの意見と知恵を借りる必要があると考えます。

　そして、問診票も、いろいろ見直す必要があるでしょう。当初の質問以外に追加して聞いておくべき項目がみつかるかもしれません。患者さんにとってより手短でよりわかりやすく、なおかつ、クリニックにとっても十分活用できるように、修正に修正を重ねていく必要があります。参考までに、私のクリニックの開院当初の問診票と、今の問診票をご紹介しますので、実例で比較してみてください。

　問診票自体が大きく様変わりしていることがご理解いただけると思います。これも PDCA サイクルを回した結果といえます。

　同様に、電子カルテの辞書登録もしかりです。繰り返し繰り返し入力する用語は、辞書登録することによって時間が短縮できます。例えば、私のクリニックでは、「ふく」と入力すると「副鼻腔炎」が、「りょうせい」と入力すると「良性発作性頭位めまい症」が出てくるようになっています。一つひとつは細かいことですが、その積み重ねによる効率性を求めています。

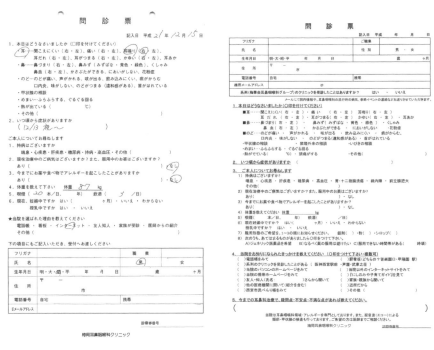

■ 改善前　　　　　　　　　　　　■ 改善後

　あるいは、私のクリニックでは患者さんに画像をお見せすること
が多いので、さまざまな症状のサンプル画像を収集しています。例
えば中耳炎の場合、鼓膜が赤くなるという所見があるのですが、患
者さんは正常例を見ないと赤くなっているかどうかがわからないの
で、正常例と疾患例の画像を比較してお見せするようにしていま
す。多くのサンプル画像を収集・蓄積することで、患者さんの今の
状況がどのようになっているかを、よりわかりやすく、より深く理
解できるようなしくみをつくる――これも、PDCA サイクルを回
した結果です。

　もう一つ挙げれば、スタッフを繰り返し指導していくにあたっ
て、どのようにすれば一番効率的かということを考えたときに、実

際に検証したところ、マニュアルを作成して使うことがよいとの結論を得ました。私のクリニックでは、前にも申し上げましたが、滅菌や洗浄、検査方法などをマニュアル化するとともに、毎年更新しています。新しく入職したスタッフが、毎年それで勉強し、さらにチェックして修正したり書き加えたりしています。このこともPDCA サイクルを回した結果であり、よりブラッシュアップされた耳鼻咽喉科マニュアルが出来上がってきているし、なおかつ、これからもさらに洗練されると考えています。

　とはいえ、私のクリニックのマニュアルは 200 ページ以上の膨大な量になりましたので、必要なものを素早く探すのが難しくなりました。そこで、最近、Google の検索機能を搭載している **Google サイトにすべてのマニュアルを移管させました**。つまり、Google で検索するように検索窓に自分が調べたいワードを入れると、そのワードに関連する言葉が出てくるようになりました。これも、PDCA サイクルを回してマニュアルの運用をより効率化した事例です。このような、**蓄積してきたノウハウそのものを属人化させずに、クリニック内にストックさせていくという考えは**、クリニックの発展に必要不可欠と考えています。

| ルール | マニュアル | 研修 | 指導会カレンダー | シフト表 | ユーストリーツーサイト | チャットワーク管理表 | 勤務別役割一覧 | 2017年 目標設定 |

マニュアル

ITツール

梅華会にようこそ♥

Googleサイト・ドライブマニュアル

i-padへの編集

メルマガ配信

HPのお知らせ更新方法

ブログ

おすすめダウンロードサイト

PC転送方法

チャットワーク

i-tuneでCDを取り込みUSBに入れる方法

TeamViewer操作マニュアル

業務内容

片付け優先順位表

電話応対マニュアル

受付

会計

看護師

クラーク

補助

補助　動画マニュアル

検査

検査マニュアル動画

開閉外来

耳鼻出張予約フロー

介助　動画

診療器具

睡眠時無呼吸症候群

レセプト

レーザーの質問回答マニュアル

事務作業

イラスト・ロゴデータ

医療整形Sli・QandA

ウイルコム

患者様対応書類

外来業務以外の仕事

出勤時のお知らせ準備マニュアル

月末・月initial末作業

週報作成マニュアル

週報追加・更新方法

注文方法

入職にあたり

退職時にすること

各作成マニュアル

SAS医療パートナー歯科リスト

プレスリリース名簿

バックヤードPCの注意事項

　さらに、同じことを繰り返すことに時間をとられているのなら、ITを使うことによってさらに時間の短縮を図ることが可能ですし、スタッフ教育でもスピードアップが図れると思います。おそらくどのクリニックでも、開業してから3年目ともなれば、いろいろな新しい課題や、思いもよらない解決すべき課題が出てくると思いますが、そもそも課題というものは、5年経ったら出なくなる、10年経ったらなくなるというものではありません。一つ階段を上れば次の階段が出てきます。一つ問題を解決しても新たな問題が出てきます。ですから、一段一段着実に階段を上っていく以外に方法はないと考えているのです。

　PDCAサイクルに関するお勧めの書籍は、『これだけ！　PDCA』（川原慎也）、『世界一やさしい問題解決の授業〜自分で考え、行動する力が身につく』（渡辺健介）、『ロジカル・シンキング〜論理的な思考と構成のスキル』（照屋華子ほか）の3冊です。PDCAサイクルに関しては、巻末に掲載している『梅華通信38号』でも、一つの号を割いて、スタッフみんなに伝えています。P・Dで終わることは、課題そのものを食い散らかしてしまっているにすぎません。非常にもったいないことです。例えるなら、底に宝の山が埋まってるのに上澄みだけとって、底にある宝を手にしていないことと同じと思いますので、「C→A」まで踏み込み、次のPにつなげてほしいと思っています。

③ 自己研鑽

　さまざまな経営者向けの書籍に書かれていることで、私たちがよく肝に銘じておくべきことは「トップの器が企業の器」ということです。トップの器以上に企業が大きくなることはないということは、トップが部下にどんなに期待しても、部下がトップのする仕事以上のことをすることはないということでもあります。学ぶことに

関しても、クリニックでは、院長がクリニック内の誰よりも学ぶ存在でなくては、スタッフが学ぶことはあり得ず、クリニックの永続的な繁栄は望めないと思います。

ましてや、今までブルーオーシャンだった医療業界も、政府の医療政策によりレッドオーシャンに間違いなく向かうと思われます。それに備えるためにも、院長自身の自己の成長が不可欠と思うのです。

第二次世界大戦時には、あのアドルフ・ヒトラーも恐れたほどの優秀な民族・ユダヤ人は、世界の人口70億人の中で1400万人といわれています。古来より差別や迫害を受け、多くの物を奪われてきたユダヤ人は、子孫に残すものとして教育を大切にしてきたそうです。これが、人口割合では少数のユダヤ人が、これほどまでに繁栄している理由だといわれています。**教育というものは、頭の中にある以上、誰からも盗まれないものです。**私も、教育の重要性とありがたさをひしひしと感じています。そして、教育を受けるうえで大事なのは、教育から得られる価値を楽しみに変えることだと思っています。つまり、学んだことを実践して得られる好結果により充実感や達成感を味わうことで、また次の目的を達成するために、さらに次から次へと学びたくなるのです。

逆に、さまざまなことを学んでも、実践しなければ、ただ学んで時間を無駄に使っただけで、好結果につながるとは思えません。私もいろいろな形で、日々自己研鑽を積んでいるのですが、最近、ライフネット生命保険株式会社の取締役会長兼CEO・出口治明さんの「人、本、旅——で自らを磨こう」「自らの市場価値を高めるには人・本・旅」という三つのキーワードを入れた提言に大きくうなずけるものがありました。これは、新社会人に向けた言葉なのですが、若者に限らず、今を生きている人間なら、誰にでも参考になるキーワードと思っています。次に私の三つのキーワードに対する考

えを述べたいと思います。

　まず、「人」ですが、たくさんの人に出会うことによって、多くの気付きや学びを得ることができるのではないでしょうか。人は出会いによって磨かれるといいますが、私も研修やセミナー、さまざまな経営者向けの会合などの機会に、いろいろな方と話したり交流することが、自分自身の考えや視野を広げる一つのきっかけになったと思っています。また、自分自身の未熟さを知ることも、少なからずあったとも思っています。私たち医療業界は、無意識に行動していると、どんどんどんどん、同業者だけの出会い、付き合いになるという可能性が大きいので、意識的にいろいろな人と出会う心がけが必要だと考えます。

　そして、ここで特筆すべきことは、たとえ、医師が高校時代にどれだけ優秀で、どれだけ偏差値が高かったとしても、いざ経営者として経営者が集まる場に出れば、医者であろうがなかろうが、一経営者であることに変わりはないということで、その場では、医師としての肩書はほぼ役に立たず、逆に、これまでの経営者としての駄目ぶり、学びの浅さに気付かされることになります。それどころか、場合によっては軽くあしらわれてしまう可能性さえあり、居心地の悪い思いをするかもしれません。それでも、決して医師だからといって高飛車におごり高ぶることなく、謙虚に学ぶという姿勢を貫き通す、むしろ、しゃにむに食らいつくぐらいの気構えで臨むことをぜひ、お勧めしたいのです。

　次に「本」です。本つまり読書ですけれど、読書は、例えば、エッセイなら著者の考えを手に入れることができますし、小説ならいろいろな疑似体験ができるというふうに、自己研鑽においては、最も安く手軽に学べることができるツールだと考えています（私も及ばずながら本を書く身として、著者の苦労というものを考えると、古本を買うという気持ちにはどうしてもなれず、どうしても新

品で買って、何かしら貢献したいという気持ちを強く持ってしまい
ます）。

　話は逸れましたが、こういった読書そのものは、移動時間であっ
たり、就寝前であったり、細切れの隙間時間を埋めるのに、非常に
有効に活用できると考えます。私も、かばんの中には常に最低 1
冊の本は入れていますし、新幹線や飛行機の中ではまずと言ってい
いほど、本を読んでいます。しかし残念なことに、新卒で入職する
スタッフをみるにつけ、最近の若者、特に 20 代の若者は、読書の
習慣があまりないように感じます。若者が 1 年間に読む本の平均
冊数は片手ぐらい、という話を耳にするにつけても、せっかく身に
付けた国語力をもっと有効に活かして、読書をすればいいのになあ
……と感じてしまいます。

　ところで、私の読書習慣は、両親が子どもの頃から育んでくれた
もので、私が親から与えてもらった最大の恩恵といっても過言では
ないのではないかと、今は強く感謝しています。とはいえ、クリ
ニック経営を発展させるために、年々経営者としての仕事量が増
え、一方で、診療は当然疎かにできないことですから、本をゆっく
り読む時間は減ってきています。しかし、速読、いわゆるフォト
リーディングを通して、年 100 冊は読むよう心がけています。

　三つ目に「旅」ですが、旅は、それを通して、己の視野を広げる
ことができるようになると考えています。俗に「虫の複眼、鳥の俯
瞰」といいますが、私は、地面をはいつくばっている虫の目で周囲
を見渡すのではなく、鳥のように大空に羽ばたいて上から見下ろし
て全体を眺めるという視野を大切にしています。医療業界という、
ある特殊な利益団体の集まりだけの中で、井の中の蛙のようなこと
にならないためにも、常に外に出て広い視野を得るためにも、国内
外を旅して、ゆっくり仕事以外のことを考えたりして、頭をリラッ
クスさせることによる効用や効果は、次のチャレンジへの大きなエ

ネルギー補充になると思います。

　「人」「本」「旅」以外で、私が自己研鑽のツールとしているものに「オーディオブック」があります。車の中や電車、あるいは趣味のランニング中に、オーディオブックで自己啓発系の内容や小説の朗読を聞くことも、学びの一つと捉えています。最近では、FeBe（フィービー）というサイトから簡単にオーディオブックがダウンロードできますので、試してみるのも面白いかと思います。

　また受講している「コーチング」を通して、個人としての成長を図る機会を得ています。コーチングは、最近、流行の手法で、相手に質問しながら、その人の潜在能力や問題の解決策を自主的に引き出してもらうことで、人材開発を進める技術です。一昔前は、コーチングというと、野球やサッカーなどのスポーツ選手のコーチをするというイメージ、すなわちティーチングのように捉えていましたが、現在は、何かを教えるというより、相手に気付きを与えて、相手に自ら解決を引き出させるように導きます。自分で自分のことを自己分析することはなかなか難しいので、私は、コーチングにより、個人としての成長を図る機会を持つようにしているのです。経営者は孤独とはよくいったもので、**経営者が誰かに直接指導してもらうという機会はどうしても減るのが実際**ですから、コーチングを受けることが、自分自身で気付きを得るまたとない機会と考えます。

　最後にもう一つ、自己研鑽の場として私自身が主催しています「M.A.F（Medical Activation Federation: 医療活性化連盟）」という開業医コミュニティーを紹介したいと思います。M.A.F は、とかく孤独な開業医同士が集まって、お互いに刺激し合えるような環境を築きたいと思い、私が 2016 年に立ち上げたコミュニティーです。M.A.F に対する私の想いは、保険診療という特異な環境の中でのクリニック運営上の問題、あるいは業界特有の課題を共有

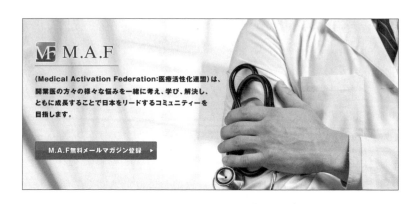

し、私が今まで培ってきた経営のノウハウで何かしらお役に立てた
らいいなということが一つ、もう一つは、私にとってのM.A.F
は、私が何かを伝える場であるからこそ私の学ぶ場であることで
す。

　いずれにしても、このM.A.Fを通して開業医のコミュニティー
を日本全国に広めて、各会員さんのクリニックに還元できるよう努
力したいと思っています。なお、M.A.Fにご興味のある方は、当
連盟のホームページ（maf-j.com）をご覧ください。また月に2回
ほどクリニック経営に関するメールマガジンも発行しており、同じ
ホームページから登録できます。

　その他、お薦めする研修を次に記載します。

```
━━■ お勧めの研修一覧 ■━━
① ジェームス・スキナー ▶  成功の9ステップ、メガイベント・リーダー
                           シップ編
② 清水康一朗 ▶  マーケティングブレイクスルー集中講座
③ 青木仁志 ▶  『頂点への道』講座
④ アンソニー・ロビンズ ▶  DWD、UPW、ビジネスマスタリー、ウェル
                         スマスタリー
⑤ フランクリン・コヴィー・ジャパン ▶  7つの習慣セミナーシリーズ
⑥ 相川佳之 ▶  相川塾
```

『医療活性化連盟（Medical Activation Federation：M.A.F)』

REPORT　開業医が経営を学び・相談し合うコミュニティー発足
東京・大阪でディスカッションを実施

　開業医は医師であるが、経営者でもある。しかし、経営についての学びや相談ができる機会は多くない。こうした状況では、日本中の診療所の成長がとまってしまうと危機感を持った医療法人梅華会の梅岡比俊理事長は今年、開業医同士で悩みや課題を共有する場をつくるべく、医療活性化連盟（Medical Activation Federation：M.A.F) を発足した。

　M.A.F 設立の目的について梅岡理事長は、「当法人のミッションでもある『医療を通じ日本の未来を明るくする社会への結実』のためには健全な経営が不可欠と考えている。しかし、開業医は学ぶ機会が少なく、孤独。そのなかでも『経営マインド』を持った開業医のグループをつくり、そこで学び合うことで、各診療所の売上を伸ばすとともに、臨床・経営の負担を軽減することを目指しています」と話す。

　9 月 4 日と 25 日には、東京と大阪でそれぞれ M.A.F 体験会を開催。全国から 30 人ほどの開業医が集まり、「チームビルディング」について学び、ディスカッションを行った。参加した開業医からは「他院の先生と直接話ができて刺激をもらった」「自身が行うべきこと、目的が明確になった」「このままでは成長できないと感じ、やらなければならないことがまだあると実感させられた」などの声が聞かれた。こうした積み重ねにより、これからの医科業界の活性化につながると梅岡理事長は手ごたえを感じている。

　「もっと広く開業医に周知し、これからの日本の新しい診療所経営のあり方に一石を投じたい」（梅岡理事長）

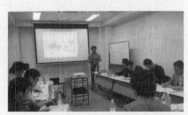

大阪で開催された M.A.F 体験会の様子

■ M.A.F の発足と活動を紹介したクリニック報（CLINIC BAMBOO 掲示板
2017 年 1 月号）

④ スタッフ教育

　クリニックが成長するかどうかを支える二大柱は、何といってもスタッフの採用とスタッフの教育であると考えます。患者さんは、クリニックにいる多くの時間を待合室や検査室、処置室で過ごされるわけですから、そこでのスタッフの対応いかんで、患者さんに支持されるクリニックにも敬遠されるクリニックにもなりうるわけです。ですから、スタッフの教育を通して得られる、クリニックを運営するにあたっての成果には、計り知れないものがあると考えます。

　とはいえ、教育したからといってすぐに成果が出るわけではありません。教育は即効性があるものではないだけに、開業3年目までには、しっかりとしたスタッフ教育のしくみづくりをしておく必要があると思います。電話の応対であるとか、患者さんに対するお辞儀の仕方や姿勢、そのようなテクニカルなこともちろん大事ですが、そのベースとして土台にあるのは、心のあり方ではないかと考えています。

　ですから、表面的なやり方だけ教育したとしても、そこに心がこもっていなければ、患者さんが好印象をもってはくれないでしょう。スタッフの心の温かみが伝わらなければ、言葉だけで丁寧な対応をしたところで、成果にはつながりません。そこで、**スタッフ教育は、やり方よりもあり方そのものを重視して行わなければならない**と考えます。私のクリニックで行っているスタッフ教育のプログラムは、元ホテルマンや元キャビンアテンダントの方にお願いして行っていますが、心のあり方という意味では、クリニックの先輩スタッフを講師とした院内研修を行って向上を図るようにしています。

　特に、あり方ベースの研修では、即効性を求めるカンフル剤的な

処方を行うのではなく、もっと根底にある原理原則に沿った形でスタッフの成長を促すことを目指しています。そうすることによって、スタッフ自身が、主体的で自律的な人間として育ち、院長やリーダーからの細かい指示などなくとも、それぞれの持ち場で、心を込めて明るく、院長が求めるように働いてくれることになると思っています。

　こういう考えに至ったのも、過去に私自身が痛い経験を何度もしたからです。私がよかれと思って無理に研修を強制したこともありましたが、研修をした後にそれが実際には根付きませんでした。ただ研修をやったという事実はできたものの、その研修を通して何かが得られたのか、となると、はなはだ疑問を感じざるを得ませんでした。たとえ私がどんなに優れた研修と思ったものであっても、スタッフたちのニーズに合致しなければ、あるいは、スタッフがその目的を理解していなければ、結局、成果は得られないということがわかりました。やはり、研修を受ける本人が興味を示し、楽しめなければ、内容ある研修とはならないと痛感したのです。そういった経緯もあって、最近は、楽しめる内容も織り込みながら、自然と私のクリニックのスタッフとして心のあり方を理解してもらえるように工夫しています。

　具体的には、例えば、クリニックの研修旅行という形をとって、東京ディズニーリゾートで学んでいます。これであれば、若い女性スタッフたちにも喜んでもらえます。ディズニーランドで研修？と疑問に思う方もいらっしゃるでしょうが、東京ディズニーリゾートにあるディズニーアカデミーでは、ディズニーテーマパークのキャストに対するディズニーテーマパーク内での接遇について、直接教えてもらうことができます。東京ディズニーランドと東京ディズニーシーで勤務するすべてのキャストは、入社時にディズニーフィロソフィー（哲学）を学ぶとともに、配属先では、トレーニン

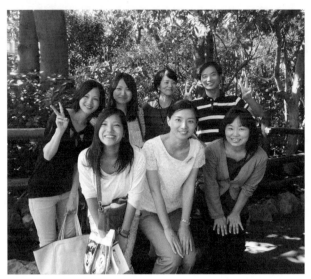

グの一環として「The Four Keys（4つのカギ）」を学びます。4つのカギとは、SCSE〔S = Safety（安全）、C = Courtesy（礼儀正しさ）、S = Show（ショー）、E = Efficiency（効果）〕のことで、キャストは SCSE を常に念頭に置き、判断や行動のよりどころとしています。私のクリニックの研修旅行でも、ディズニーで大事にしているこの SCSE の大切さを教えていただいたり、実際のディズニーの掃除の仕方やお客様への応対の仕方も教えていただいているのです。

　この研修旅行で、一流のサービスを誇るディズニーならではの考え方ややり方に触れること自体も大切ですが、もっと、大切なことは、見聞きしたことを実際に自分の持ち場でどう活かすかということを、スタッフ一人ひとりにしっかりと考えてもらうことです。そこで、学習の後には、ミーティングを行って、考えて話し合う時間をつくり、スタッフ一人ひとりが自分の中に落とし込むようにしています。これが、私のクリニックで行っている、楽しみながら学ぶ取り組みの一つです。

　次に、私のクリニックでは、毎月定期的に研修を行っていますが、これも、ゲーム感覚で行うチームビルディング研修という形式をとっています。この研修では、スタッフがチームをつくって、学ぶ内容をクイズ形式にし、チームで競い合うといったエンターテインメント性も追求しながら学んでいます。チームビルディング研修は、座学のみで学ぶよりスタッフたちが楽しめるとともに、実際に体感することで腑に落ちるというメリットもあると考えています。

　また、私のクリニックでは、スタッフ主導のイベント開催も積極的に行っています。**スタッフがイベントを主体的に開催することで各自に責任感が育まれたり、チームとして動くので仲間意識が強くなるというメリット**があります。イベントでは、リーダーのみならず、全員のリーダーシップが問われるので、必然的にリーダーシップ力が養われる機会になるとも思っています。そして、最終的にはイベントの結果が出ることで、そこからフィードバックが得られ、スタッフたちの反省材料となったり、あるいは、得られた達成感から次なる意欲が湧くという期待もできるでしょう。

　さらに、イベントを開催することで、患者さんが喜んでくれますし、クリニックの広報にもなります。クリニックがこういう存在で、こういう催しものをやっているというメッセージを地域の方に伝えるいい機会になるのです。いずれにせよ、イベントは、規模の調節が可能ですから、いきなり大きなイベントを開催しなくても、スタッフたちに負荷がかからないように、小さなイベントから始めて、少しずつ大きく育てていくということでもいいので、まずは、やってみるということが大切なことだと思います。ちなみに、私のクリニックでは、過去に、さくら祭りやハロウィーン、夏祭りの屋台、5周年記念イベントなどを開催しました。

　次に紹介する取組みは、私のクリニックで行っている「目標設定会」です。人は通常、自発的に目標を設定するという機会を持つこ

とは難しいと思うので、毎年年始めには「目標設定会」を開いて各スタッフに目標を設定してもらっています。方法は、スタッフ一人ひとりに小さくてもいいので目標を4つつくってもらい、その4つをリーダーのフォローを受けながら、1年間掛かって達成してもらうというものです。あまりその目標が簡単過ぎるとすぐに達成できてしまうので面白くないですし、難し過ぎると途中でなえてしまいますので、達成できるかできないか、ちょっと背伸びをしてできるかできないか辺りのところを目指して設定するよう導くことで、スタッフたちのモチベーションを引き出そうと目論んでいます。

　また、「院内ライブラリー」と銘打って図書を揃え、スタッフに

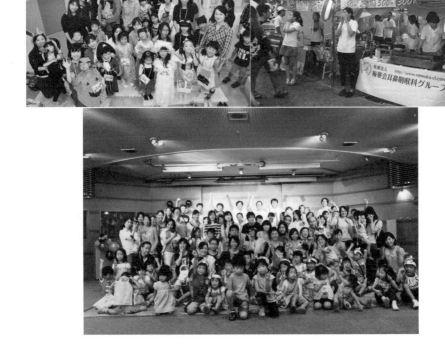

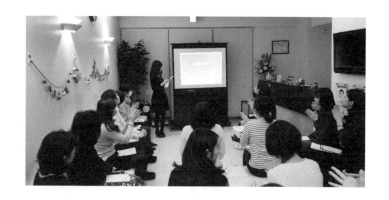

読書の習慣を持ってもらおうともしています。私は、読書の文化は非常に重要だと考えていますので、スタッフ全員の心に、大なり小なり読書するという意識が芽生え、クリニック全体が読書をする組織として育ち、読書がクリニックの文化・風土となればと思っています。そうした中で、スタッフの中に少しずつ読書を通した共通言語が芽生えて、あうんの呼吸が生まれてくることを期待しています。

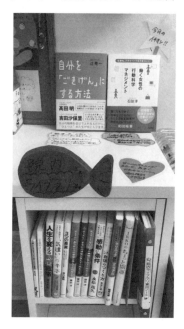

　ここで注意しなければならないことは、スタッフのレベルに合わせた図書を準備しないといけないということです。私の失敗談、苦い経験を挙げれば、私が『7つの習慣』という本に非常に感動し、強い想い入れを持ったので、10冊ほど急いで買って、ライブラリーに揃えた時のことです。あの本の分厚さが悪かったのでしょうか、その後、誰一人手を付けずに書棚に並んだままでした……。

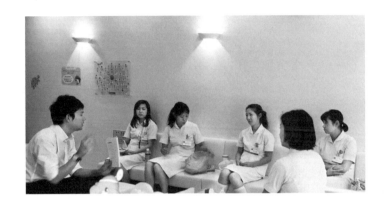

　このほか「院内勉強会」を開催していますが、これは、昼休みに
ざっくばらんに、研修を受けたり、本を読んだりした内部のスタッ
フを講師として、学んだことや興味深いところをみんなとシェアし
ています。そこで扱う内容は、ダイエットだったり、食、美と健康
——など、女性にとって非常に身近で興味ある分野です。**何も難し
い内容でなくても、身近な領域でももちろん学ぶことはあります。**
例えば、食事についても、どういう順番で食べるのがダイエットに
いいのかであったり、どういう種類の油を摂取することが肌にいい
のかであったり、そういう内容でいいのです。とにかく、まずは、
勉強＝嫌いという制限指向的な考えを取り払って、学ぶことは楽し
いことだということを知ってもらうのが目的です。そういった環境
を整えて、将来的には院内大学とでもいえるような環境を整え、院
内講師を育成してその講師による内部研修制度ができあがれば、私
たちのクリニックの組織や人の成長がさらに見込めるのではないか
と考えています。

⑤ ファン患者さんの構築

　開院して１年が経ち２年が経つと、日々の診察の中でいわゆる
常連さんといいますか、よく受診していただき、よく通院していた

だける患者さんが見受けられるようになってくると思います。私の専門とする耳鼻咽喉科ですと、お年寄り、ご年配の方であったり、小さなお子さんとそのお母さんであったり、比較的通院回数が多い方とコミュニケーションを図る機会が、当然多くなってきます。

　このような受診回数が多い患者さんとは、量的にも質的にもコミュニケーションする機会が増えてくるわけですから、信頼関係、いわゆるラポールの形成ができるようになってくるのではないかと思います。患者さんとの日々の会話の中では、もちろん病状のことや病気の相談が話題の大半であると思います。しかし、「来週の週末に大事な運動会があるので1日も早く治してほしいのです」とか、「明日から3日間修学旅行に行くので、その間の症状が心配だからお薬をご相談したいのです」とか……。病状以外でも、患者さんごとに私的な情報も得られる機会があると思います。そのような場合は、このような情報を少しずつ少しずつ収集していき、クリニックのスタッフ全員で共有し、その患者さんを知ろうとする努力が非常に大切になると考えます。相手を知ろうとする気持ちが、相手のことを好きになる第一歩だと思いますし、最初はなかば強制的であっても、相手のことを知っていくうちに、少しずつ好きになっていくのではないかと考えています。

　例えば、とても仏頂面で愛想の悪いご年配の男性の患者さんであっても、その方が10年前に妻を亡くし、すでに独立したお子さんとはなかなか話をする機会もなくて独り暮らし、社会生活においても参加するコミュニティーがない——といったようなその方の背景を知ったら、その方を見る目も変わり、敬遠しないでやさしい態度で接することができるようになってくるのではないかと思います。

　また、お母さんであれば、妊娠や出産など人生における大きなステージの変化を、クリニックではいち早く把握することが可能で

す。なぜなら、妊婦さんや授乳中のお母さんへの投薬は、慎重に行わなければならないから、問診で必ず確認するからです。そのような場合、私のクリニックでは、出産されたお母さんには出産祝いのメッセージをお送りさせていただいています。その意図は、その患者さんにとって、私のことを覚えていてもらっている、知ってもらっているという喜びを感じてもらえるからです。そして、これらのことがファン患者さんになっていただける、つまり、再度受診していただけ、クリニックにおける患者さんのリピート率を上げる手法の一つになったり、口コミによってお母さん仲間をクリニックに導いてくださることにもつながると考えています。

　これらの個人的な情報は、ある特定のスタッフが自分だけで把握しているだけでなく、クリニックというチーム全員で共有して対応することが大事だと思うので、私のクリニックでは、情報を入手した者が、カルテの隅に記載しておくようにしています。受付、会計、診察、検査、介助——あらゆるポジションでの情報共有が大事です。カルテに記載することによって、カルテを見たスタッフは誰でもその患者さんの背景を知ることができるからです。さらに、患者さんの背景を知るということは、患者さんに対する診療方針にも、少なからず影響が出てくると思いますし、病気とは関係ないけれど「あなたのことを私たちは知っていますよ、覚えていますよ」というメッセージが患者さんに伝わることで、患者さんにとっても非常に安心感を得られるクリニックになっていくと考えています。また、そういうクリニックになりたいと思っています。

　次に、ファン患者さんを構築する手法として、院内のニュースレターが非常に有効だという手ごたえを感じています。クリニックのイベントや出来事を記載したり、スタッフのお勧め情報や仕事への想い入れを記載した情報紙です。私のクリニックでは「やり方」よりも「あり方」を重視したしくみづくりをしているということを、

　よくニュースレターに書いているのですが、患者さんによっては、
「あり方」よりも、もっと接遇態度を改善してほしいとか、電話の
応対をもっとよくしてほしいというような「やり方」を求めてい
らっしゃるかもしれません。つまり、情報として発信したことに対
して、賛否両論が出る可能性があるわけです。また、私のクリニッ
クでは、心のあり方を養うために、大東亜戦争中の特攻隊の基地で
もある鹿児島県南九州市の知覧町に研修旅行に行っていますが、そ
のようなあり方教育よりも、やり方ではなく礼儀作法をまず教育し
たほうがいいのではないかといった意見もあるかもしれません。

　このような取組みは、想いを込めれば込めるほど、場合によって
は反対意見も出る、賛否両論の可能性が非常に大きくなるのではな
いかと思っています。そうだからといって、反対意見をなくすため
に、どっちつかずの無難な内容で取組みを行えばいいのでしょう
か。いや、私はそうは思いません。私は、自分の想いをしっかりと
打ち出すことによって、それが好きな人、つまりファン患者さんが
増えてくれればいいと考えます。ファン患者さんが生まれること
で、仕事もより楽しくなりますし、そのファン患者さんが根付いて
くれることによって経営も安定するのではないかと思っています。
すべての患者さんから YES をいただこうとすると、何でもかんで
も受け入れなければならず、何でもかんでも受け入れると焦点がぼ
やけてしまい、ファン患者さんは生まれてこないと思います。ファ
ン患者さんは、多少のことでは他のクリニックに鞍替えするという
こともないでしょうし、院長が学会や研修などに参加して休診した
り、代診を立てたとしても、それを認めていただけるのでではない
かと考えます。

6　クリニックの法人化

　開業してクリニック経営が軌道に乗り、患者さんがたくさん受診

してくださるようになると、一般的な個人事業主として事業を継続していくか、あるいは、法人化することで医院運営にあたるのかについて考慮していく事態が生じてくると思います。私のクリニックが法人化したきっかけは、分院を出そうとしたときに、医療法の定めにより分院をつくるには法人でなければならないことがわかったからですが、何も分院を考えなくても、クリニックが一つでも、もちろん、法人化することは可能ですし、検討する余地があると考えます。

　クリニックの法人化については、賛成・反対さまざま意見がありますが、メリットとしての第一は、いわゆる節税対策になることです。個人事業主の最高税率は50％ですが、医療法人では、上限が40％のため、可処分所得が増えます。つまり、一定以上の収益があって個人事業主なら最高税率の50％を納税しなければならないのが、法人化すると約40％で済むということです。また、理事長報酬は、給与扱いになるため、給与所得控除が適用されます。

　一般的に医業収入1億円前後が法人化を検討する機会とされますが、クリニックの規模やスタッフ数によって差が出ますので、どのくらい節税できるのかは、シミュレーションする必要がありますから、法人化に詳しい税理士さんに相談することが不可欠です。また、個人事業主の場合は、（社会保険診療報酬振込額－20万円）×10％が源泉徴収されますが、法人の場合は、所得税の源泉徴収がなく資金繰りにメリットが生じます。

　ちょうど私が開業した2008年は、俗にいう旧医療法人と新医療法人の分岐点の頃で、出資持分の有無に違いがありました。新医療法人には出資持分はなく、将来にその法人が解散した場合、理事長には持分がないので、返還金はない──という話が、開業医の間で話題に上っていました。しかし、出資持分がないということは、逆に子どもに相続が発生しないという点では、相続税が掛からないと

いう有利な面もあるかと思います。つまり、同じ規則が場合によっ
てメリットにもデメリットにもなりうるので、そのあたりのことを
鑑みても、医療法に精通した税理士さんに相談することが重要だと
思います。

　先ほどから、医療法に精通したと繰り返していますが、税理士さ
んにも得意不得意の分野があり、クリニックの顧問をしているから
といって医療法に精通しているとは限りません。ですから、その点
に関しては、しっかりと見定める必要があると思います。あるい
は、いわゆるセカンドオピニオン的に医療法を得意分野とする税理
士さんがサポートするという制度を最近よく耳にしますので、複数
の税理士さんからのアドバイスや意見をもらって、総合的に判断す
ることをお勧めします。

　私自身は、実際のところ、法人化によるメリットを非常に感じて
います。現在の日本の税制の潮流をみると、所得税は年々アップし
ていて、現在のところ最高税率は55％となりました。逆に法人税
に関しては、諸外国と比較して日本国の法人税が高いということ
で、日本の優良な会社が海外に本社を移転しているという事実も
あって、法人税はダウンしていくという流れです。それだからこ
そ、クリニックの法人化を一つの選択として真剣に考えておく必要
があると考えます。

　とはいえ、法人化によるデメリットもあります。メリット・デメ
リットを整理すると、次のようになります。

■ 法人化のメリット

① 事業展開の可能性が向上する

　・クリニックとプライベートとを明確に分けられるため、財政状
　　態や経営成績をより明確に把握することができる

　・個人よりも法人組織のほうが「社会的信用力」が高いと受け止

められ、金融機関からの融資やスタッフ募集などにおいて有利に働くことが期待できる

② 介護・福祉事業への参入ができる

・老人保健施設の開設など、個人開業医では行うことができない介護・福祉事業へ参入できる

③ 分院が開設できる

・他の医師を管理者として置くことにより、分院を開設することができる

④ 医業の永続性を確保し事業承継がスムーズになる

・個人開業医の場合、事業用資産（土地、建物、備品）の所有権は個人に属する。したがって、クリニックをお子さんに相続したり、他者へ承継する場合には、個々の財産ごとに権利移転が必要であるので、その際に事業用資産の円滑な承継ができない場合には、医業の永続性に重大な懸念が生じる。一方、医療法人の場合、クリニックの開設等の行政上の許認可や事業用財産の所有権はすべて医療法人に属するため、事業承継は経営者の交替という手続のみで行える

⑤ 節税対策ができ、福利厚生制度の構築も可能になる

・超過累進税率で最高55％の税率で課税される個人に比べて、法人税は一律（中小法人の場合は2段階）の税率で課税されるため、所得が高ければ医療法人が有利である

・個人開業医が生前に廃業または死亡した場合、自分自身に退職金は支払えないが、医療法人の場合は、法人から退職金を受けることができる。また、社宅などの福利厚生制度や、生命保険商品を活用した資産設計も検討することができる

■ 法人化のデメリット

① 財産権（持分）がない
- 平成 19 年に施行された医療法改正により、以後設立される医療法人は「持分の定めのない医療法人のみ」とされ、出資持分という概念がないため、退社時における持分払戻請求権や解散時における残余財産分配請求権はない。また、医療法人に蓄積される留保利益は、医療法人のものとなり、出資者に帰属することはない
- 医療法人は非営利法人と位置づけられているため、出資者に対する剰余金配当がない

② 運営管理が複雑になる
- 医療法人は病院会計準則に準拠した決算書の作成が必要であるとともに、法人税の申告書の枚数や内容が個人開業医よりも大幅に複雑化するため、税理士の関与が不可欠になる
- 医療法人は毎年決算終了後 3 カ月以内に、都道府県知事に事業報告等提出書を提出しなければならない

③ 資産の総額の登記
- 毎年決算終了後、2 カ月以内に財産目録に記載される資産の総額を登記し、登記後は都道府県知事に登記事項届を提出しなければならない

④ 法人機関の運営
- 社員総会、理事会など医療法で定められた組織・機関を設け、法令や定款に遵守した運営が必要である

⑤ 増税に働く場合もある
- 個人開業医の場合、業務上必要な交際費等は全額が必要経費として認められるが、医療法人の場合は損金算入に制限が設けられる

・赤字であっても、法人住民税の均等割の納付義務が生じるなど、法人化することにより税負担が重くなるケースもあり得る

　何度もいいますが、医療法に精通した税理士に相談をし、シミュレーションを行うことが不可欠です。その際には、将来的にクリニックをどのようにしたいのか、例えば 20 年後に子どもに継がせたいという思いがあるのか、あるいは継承はしないのか——などのビジョンも明確になっているとよりしっかりとしたシミュレーションが行えると思います。

　私は、脱税ではなく、まっとうな節税を通して健全な医院運営体質を図り、永続性を保ってこそ、自分が、そしてクリニックが、社会に対して貢献できたり、あるいはイニシアティブをとったりできるのではないかと思っています。そして、個人事業主か法人化するかという選択も、開業時に借り入れた資金などの返済が終わった途端に手元に残るお金が一気に増え、現実味を帯びてきます。そこで、開業して 3 年経ったこの時期には、クリニックの法人化を念頭において置くべきではないかと考えます。

オペレーションの改善

　開業して 3 年目ともなってくると、クリニック内の日々の業務において、もっと効率的に行えるところがあるのではないか、あるいは、もっと患者さんをお待たせすることなく診療をスムーズに行うことができるのではないか——といった課題がみえてくると思います。

　どのクリニックでも同じことがいえると思いますが、患者さんが増えてくると、医師が診察するところで、患者さんの流れが滞ることが多くなります。もちろん受付や会計で滞ることもあるだろうと思いますが、受付や会計が原因なら人材を補充することで何とか対応できる可能性が高いでしょうが、医師の診察は基本的には一人で

行い、他の者には譲れないものですから、そこのところで流れが滞ってしまうと、解決することはなかなか難しいと思います。このような場合、例えば、前述したようにクラークを配置したりするなどで、医師は医師にしかできないことに専念することによって、医師の診察時間を短縮することもオペレーションの改善といえるでしょう。

　開業して3年ほど経ってみえてくる改善点の中でも、診察室内での業務のことならば、院長もある程度目が行き届くので、こうすればいいのではないかという具体的な改善方法も思い浮かぶでしょうが、受付・会計回りの業務は、院長が診察室で診察しているときのみ稼働している業務ですから、院長が解決策を思いつくことは難しいと思います。そこで、受付・会計に関するオペレーションの改善には、その業務に従事するスタッフの意見が重要となるわけですが、まさにこういったときこそ、主体性を持ったスタッフがしっかりと育っていれば、もっとこうしたほうがいいのではないかという提案を受けることが可能となります。つまり、スタッフ一人ひとりがクリニックの理念に沿った主体的な行動が行える、という文化や風土ができていると、皆でつくり上げる素晴らしいクリニックができると思っています。

　と同時に、せっかくスタッフからの提案があった時に、院長がスタッフからの提案をあまり真摯に受け取らず、場合によっては、スタッフからの意見そのものを疎んじるようなことがあるとしたら、院長はまさにお山の大将と化してそのクリニック自体の成長は、なかなか進んでいかないのではないでしょうか。このように院長もスタッフもチームとして動くということの大切さは、この本において何度でもお伝えしていますが、この考えは、院長自身がやってみせることによってスタッフに浸透していくものであり、院長が自ら実践していくことが大事であると思います。

ちなみに、次に私のクリニックがオペレーションについてどのような改善をしてきたかについて、具体的にご紹介したいと思います。

まず、私のクリニックでは、開業当初から時々、健康保険証の返し忘れが発生していました。個人情報の固まりともいえる健康保険証を、最初に受付で大事にお預かりするわけですが、患者さんのお

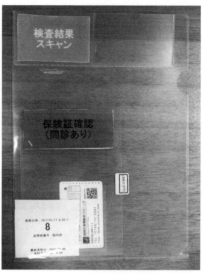

帰りの際に返し忘れてしまって、それを直接ご自宅まで届けに行くといったケースが何度かありました。そこで、皆で話し合い、どのような形で業務をしたら返し忘れを防げるかについて検討しました。他のクリニックでの受付のやり方を聞いたり、コンサルタントさんからのアドバイスを受けたりして検討した結果、健康保険証が入るポケット付きのクリアファイルを文具メーカーに特注して購入

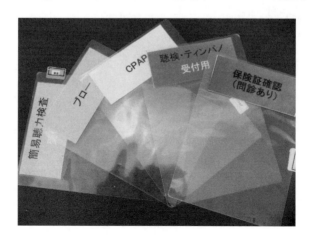

し、受付が済んだ患者さんにお渡しすることにしました。クリア
ファイルは、患者さんの手元でお薬手帳や受付番号と一緒に院内の
動線に沿って動いて回り、最終的には会計に行きます。クリアファ
イルに健康保険証が差し込まれていれば、会計処理を行う際には、
入っている健康保険証も必ず目に付きますので、クリアファイルを
採用してから健康保険証の返し忘れがなくなりました。

　次の改善点は、必要な検査等を書いたカードの使用です。私のク
リニックは、耳鼻咽喉科なので、初診の患者さんの場合、医師の診
察の前に聴力検査や耳の処置が必要なことが少なからずあります。
診察の前に検査や処置を済ませてから診察に入っていただくことで
効率が上がるのですが、この診察前に必要な検査や処置が抜けてし
まうことが何度かあったので、検査名や処置名を明記したカードを
クリアファイルに入れて、この患者さんの場合は、先に検査があ
る、先に処置があるということが、スタッフ全員に一目でわかるよ
うな方法に改善しました。

　また、PDCA サイクルを回すの項でもお話ししましたが、電子
カルテにおける辞書登録の活用もオペレーションの改善といえま
す。特に医療用語は検索するのも大変な場合が多いといえます。例
えば、耳鼻咽喉科でいえば、篩骨洞（しこつどう）です。私たち医
師にとっては日常的な言葉ですが、一般的な辞書機能だと、なかな
か登録されていないので、そのような用語は先に電子カルテの辞書
機能に登録しておきます。皆さんもご存知と思いますが、パソコン
に辞書登録を行うと、例えば「平素」と入力すると、「平素より大
変お世話になり、ありがとうございます」と出てくる──あの機能
のことです。

　これと同様に、私のクリニックでは紹介状のフォーマットも作成
しています。紹介状の内容は、同じようなものが多いので、患者さ
ん名や日付の数字などを変えるだけで、どの患者さんにも短期間に

作成してお渡しできるようにしています。同じく診断書に記載する「平成○年○月○日から何○何日まで自宅療養を要する見込みである」というような文言も、フォーマットを作成してあります。そうすることで、院長の業務量を短縮できると同時に、患者さんの待ち時間を短くできます。これもオペレーションの改善の一つと思います。

　電子カルテでは処方する薬剤についても登録することが可能なのですが、入力する薬剤登録のセットを微修正しておく必要も出てきます。当初からある程度の薬剤登録をセットしておきますが、2年、3年と経つにつれ、よく使うセットもあれば、それほど使わないセットもあったりすることがわかってきます。あるいは、新しい治療法を採用する場合もあります。耳鼻咽喉科の私のクリニックでは、スギやダニの舌下療法や新しく漢方薬を適用することなどが、開業して後で採用した治療法です。そのような場合にも、その治療に使う薬剤のセットをその治療導入前に登録しておくことによって、わざわざ検索しなくてもスムーズに引用できるようになります。

　いずれにしても、オペレーションの改善は、できるだけ患者さんをお待たせしないというところに、院長のみならずスタッフ全員が意識をもっていくことがポイントです。クリニックの隅々まで全員で目を光らせて、患者にとっても、スタッフにとっても快適な環境にするということを忘れてはいけません。この「改善＝ Kaizen」という言葉は、今や、世界共通言語となっています。改善は、日本人の得意とするところです。ゼロからつくるのではなく、細部にまで気配りをして今あるものからもっといいものをつくるという心がまえを持つことによって、クリニックが一定期間経過したときには、オペレーションそのものがもっと進化することが十分に可能であると思います。

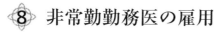

8　非常勤勤務医の雇用

　開業してしばらくしてクリニックの運営が軌道に乗ってくると、おそらく非常勤として勤務していただく医師を採用する環境をつくっていく必要が出てくるだろうと思います。非常勤勤務医を採用する目的は、院長の学びの時間、あるいはプライベートの時間を確保することが一つです。

　開業してからしばらくは、本当に1日も休まずに働いていらっしゃると思います。その中で、診療や患者さんとのコミュニケーションについては、日々改善し工夫することもできますが、診療と並行して経営をマネジメントすることについては、非常に難しいのではないかと思います。そこで、30歳代、40歳代の頭が固くならないうちに、診療の時間を割いてでも、経営に関する学びの場を通して自己研鑽をする時間を確保するという考えが必要なのではないかと思います。

　また、院長には雇用保険もありませんし、有休という概念もありません。そこで、ここまで頑張ってきた自分へのご褒美という意味も兼ねて、プライベートな時間をとって、家族との時間、あるいは趣味の時間、そういったものを大切にするということも、これからのワークライフバランスを考えるうえで、非常に大事になるのではないかと思います。私も、開業して2年目ぐらいから、毎週水曜日は診療を先輩の女性医師にお願いして、自己研鑽や自分のための時間を確保しています。

　次に二つ目の目的ですが、繁忙期の2診体制の設計です。診療科目にもよりますが、繁忙期になると、どうしても患者さんを長時間お待たせしてしまうということになって、患者さんのみならず、スタッフも疲弊してしまう可能性が高くなってしまいます。私が専門とする耳鼻咽喉科は、繁忙期（12月〜4月）と閑散期（5月〜

11月）の患者数の差が非常に多いという特徴があるのですが、私のクリニックでも、春の花粉症シーズンともなると、患者さんで待合室は溢れます。

　そこで、将来的にはそうなることを見越して、非常勤勤務医を雇用することを検討し始めてもよいのではないかと思います。開業3年目ともなれば、診療時間を短縮したり、診察する医師の数に柔軟性を持たせるなど、診療形態に対する配慮も考えていく必要があるのではないかと思います。

　また、三つ目は、院長自身の不慮の事故、病気や体調不良に対するリスク対策です。もちろん健康管理を第一に考えておく必要がありますが、医師といっても人間ですから、将来、3年後、5年後、どうなるかということも考えたときに、非常勤勤務医を雇用しておくことは、リスクヘッジになるのではないかと考えます。それはまた、クリニックとしてのリスクヘッジのみならず、通院してくださる患者さんのためでもあるわけです。

　私は、25歳で社会に出て、医師としてこれまで18年間、おかげさまで病気で休んだことは一度もありませんが、これまでがそうだったからといって、これからもそうだとはいいきれません。です

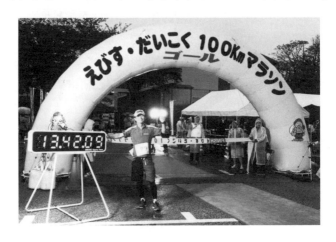

から、もしかしたらという落とし穴を埋めていって、いかにクリニックの運営体制を盤石にしていくかということを考えていく必要があると考えています。

　そして、現在、非常勤勤務医の雇用に意識して取り組んだ結果、私は、毎年、毎年、数多くの研修に参加させていただき、院長としての医療技術の向上に励んだり、学会に参加したりはもちろんのこと、例えば、時間の管理の仕方やスタッフをマメジメントする方法といった内容の研修にも数多く参加させていただいています。また、プライベートにおいては、家族との旅行、あるいは子どもたちと遊ぶ時間を確保したり、あるいは趣味でトライアスロンやマラソン大会への参加もできるようになりました。トライアスロンやマラソンの開催は、日曜日が多いのですが、受付が前日の土曜日であることが多く、土曜日は休診ということもあったのですが、現在は非常勤勤務医に代診をお願いできるので、医院運営への影響を最小限にとどめることができています。

　これまでの常識では、院長であるからには常にクリニックや診療のことを 365 日、24 時間、気にかけて生きているものとされてきたのではないかと思います。しかし、私は、少し頭を休める時間をつくることも一人の人間として大切と思います。開業 3 年目のこの時期から、早めにイメージしておけば、いざというタイミングにそのパーツにすっぽりとはまるような理想的な医師とパートナーを組めるのではないかと思っています。Chapter 1 でもお伝えしたように、ピーター・ドラッカーの言葉を借りれば、ミッション、ビジョン、バリュー以外はすべてアウトソースできますし、診療という技術面でも、自分のクリニックにおける診療方針やクリニックの理念を、非常勤勤務医に理解していただいてさえいれば、大きな問題はないと感じています。

　ただし、ここで注意すべき点は、同じ診療科目の医師といえど

も、所属していた医局が違うことで診察スタイルや処置の仕方、投薬の内容が微妙に違うことがあり得ることです。したがって、診療スタイル等が統一されるように、事前に医師向けのマニュアルを作成しておく必要があると思います。自分のクリニックの診療方針や処方している薬剤の内容などは、事前にシェアしておくことでもいいですし、あるいは、何回か、採用する医師の診察を院長自身が見て修正するとともに、業務費の請求の仕方なども含めて、事前に擦り合わせをしておくことも非常に重要だと思います。

　いずれにしても、非常勤勤務医を採用することで自分の時間を確保して、自己研鑽を積んで、院長たる者、診療のみならず経営者としての学びを深めることが、将来的にそのクリニックにおけるソフト資産の蓄積になります。そのような資産は必ずや活きてきますし、仮に代診のために一時的に患者さんの数が8掛けになったとしても、その目減りした分は、今後、必ずやクリニックに戻ってくると考えています。何よりも大元に戻って、何を目的としてその場所で開業したのかというビジョンを考えれば、管理者である院長が、非常勤勤務医に代診をお願いすることは、やむなしと私は考えています。

　ところで、非常勤勤務医の具体的な雇用方法は、大きく分けて三つあります。一つ目はいわゆるコネ、縁故です。例えば、大学の医局からのつながりや、もともとから知っている先輩、後輩からの紹介です。そういった方との関係性は、お互いよく知っているわけですし、医局の中での人間性もわかるので、採用する側としては非常にやりやすいと思います。

　二つ目は、出入りのMRさんや薬剤卸業者さんなどからの情報です。MRさんや薬剤卸業者さんは、○○病院の○○先生が非常勤の職を探していますよ、といった情報を持っています。それが一つのきっかけになることがあります。

　三つ目は、人材紹介会社を利用する方法です。この場合は、紹介手数料として年収の約20％を人材紹介会社に支払わなければなりませんが、成果報酬制が主流ですので、採用が決まらなければ基本的には経費は掛かりません。そこで、このような人材紹介会社にお願いするのも一つの方法と思います。ただし、紹介会社に登録した医師には、いろいろな医師がいるといううわさが聞こえてくるなど、実際のところ、人材紹介会社に登録している医師に関しては、言い方は失礼ですが、玉石混交といったところがあります。そこで、面接をした際に、相手を見極める目を養う必要もあるでしょうし、その医師のバックグラウンドをさまざまな手段を尽くして調べることも大切と思います。その医師の身辺調査といいましょうか、生活の状況も含めて、人となりを把握したうえで採用するかどうかを判断する必要があろうかと思います。

　院内ハードの手直し

　開業して3年目くらいになると、ハード面でも、気になる点が出てくるのではないでしょうか。場合によっては、患者さんが増えて2診のための増改築を考えるほどになるかもしれません。どんなに有名なクリニック建築の専門家のアドバイスを受けて、考えに考えて設計したとしても、開業当初から完璧なハードの構築は難しいと考えます。私のクリニックも開業当時は、空きスペースが広々あったのですが、今では、たくさんの在庫品の置き場所に困るといったような事態になっています。在庫をどのくらい確保しておかなければならないか、といったことは開業してしばらくしてみないとわからない、というよりも、開業してみて初めてわかることなのではないかと思います。

　そこで、3年くらい経って、日々のクリニックの運営に少し余裕が出てくるこの頃に、院内ハードの手直しを考えるのもいいのでは

　ないでしょうか。とはいえ、当たり前ですが、簡単に変えられることと変えられないことがあります。開業の際の借入金の返済途中であるならば、増改築はまだ早いと思います。そこで、ちょっとした細かなところ、例えば、パーテーションの位置を変更するなどの少しの修正を加えることで、院長を含めて、スタッフ全員が働きやすくなるなら、ハード面の手直しを行うことは有効だと思います。

　このようなハード面の軽微な見直しでも、やはり院長一人だけがすべてを差配するのではなく、現場で経験を積んできたスタッフからの意見をしっかりと聞いたり、手直しに関するいろいろな提案を受け付けたうえで、最後は院長が総合的に決定する必要があると思っています。

　どう手直しするかの判断をする材料の一つとして、この時期に他のクリニックを見学されるのもいいのではないかと思います。同じ診療科の他のクリニックでは、どのような動線をとって、どのような形で患者さんと接しているのかといったことを参考にすることで、自分のクリニックのハードの手直しのヒントを得ることが可能です。このような見学の際には、院長一人が出向くのではなく、必ず看護師さんなどのスタッフを最低1名は同伴されて、一緒に見られることを強くお勧めします。

　私が他のクリニックからいただいたヒントの一つに、椅子の脚に

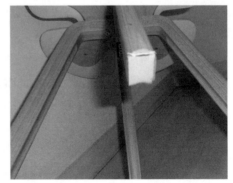

履かせるゴムカバーの取り付けがあります。私のクリニックは、耳鼻咽喉科なので子ども用のネブライザー（吸入器）の設置場所に椅子があるのですが、お子さんはどうしても座ったり立ったりが

乱暴なので、椅子の下の床の部分に傷が付いてしまうことがあった
のです。他のクリニックで、すべり止めも兼ねて、椅子の脚にゴム
カバーを付けてクッション性を増すことで傷を防いでいるのを見学
して、私のクリニックでも採用しました。現在は脚の底に傷防止
シートを貼っています。

　この例なども気が付いてみれば、なんだそんなことかと思われる
ような些細なことですが、実際、毎日働いていると、そこまで頭が
回らないことも少なくないので、他のクリニックを見学してみる価
値はあると思っています。ちなみに、私のクリニックでも見学は随
時受け付けています。

　次に、開業当初からのハードを手直しした例としてご紹介したい
のは、点滴のスペースを少ない面積にして、その空いたスペースを
有効に活用する目的で、点滴をすべてベッドで行うのではなく、リ
クライニングソファも配置したことが挙げられます。診察後に点滴
が必要な患者さんには、ベッドでするのがいいか、リクライニング
ソファでするのがいいかを選んでいただくようにしました。ベッド

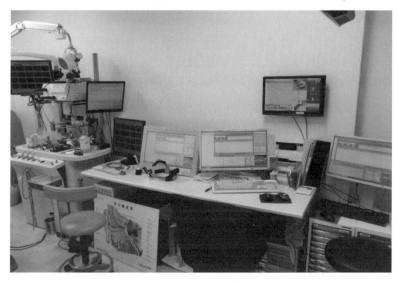

をリクライニングソファに替えただけでも、かなりの新たなスペースが確保できました。

　また、在庫品等がより管理がしやすくなるように、物品関係の整理棚を開業当初の棚に追加する形で設置したほか、電子カルテのモニターも増設しました。**電子カルテのモニターを増設したことで、看護師さんをはじめとするさまざまなポジションのスタッフがモニターを確認することが可能になり**、患者さんの病状や必要な処置などの治療の流れ、あるいは、その患者さんのペルソナなども含めてどのような方かが、どのポジションでも一目でわかるようにしました。電子カルテのモニターの増設は、スタッフ一人ひとりが的確な患者さんへの声掛けが行えることにつながる大切な手直しだと考えています。

⑩　組織と役割の明確化

　開業してからは、仕事をするうえで、すべて院長がスタッフに仕事を指示したり、すべて院長が指揮をとってクリニックの運営というものをやりくりしていたと思いますが、開業3年目くらいになったら、各ポジションにおけるリーダーを選定したり、看護師と医療事務との仕事を区分して、事務長とでもいえる事務的業務を責任もって行う人材をしっかりと配置するなどして、組織としてクリニックを運営していく必要が出てくると思います。

　この時期になると、各ポジションのリーダーという役割は、おそらく誰に振ったらよいかは何となく分かってくる頃かと思います。何となくリーダー的な存在はいるけれど、明確にしていないというケースもあるでしょう。しかし、この仕事に関してはAさんが責任者、この仕事に関してはBさんが責任者、と明確に決め、その**スタッフに権限と責任を与えることで、スタッフの自立を促せるとともに、最後まで仕事を全うしてもらえるようになる**と考えます。

その業務を誰に振ったかわからないでいると、結局、責任の所在も
あいまいになって、仕事のクオリティーを下げてしまうおそれがあ
ると思うのです。

　私のクリニックにおいては、リーダーに対してはリーダーの心得
として通達している文書があります。その心得の一部を紹介すれ
ば、まず、月に1冊以上本を読み、常に情報のインプットを心掛
ける──リーダーは、人の上に立つ存在ですので、率先して学ぶと
いうクリニックの理念に則った姿勢を心掛けてほしいという気持ち
もあって、心得に入れています。あるいは、スタッフの成長をサ
ポートするために、月1回の目標シートのフォローができる──前
述しましたが、スタッフには全員に目標シートを書いてもらってい
ますので、スタッフがその目標を達成するためにリーダーがフォ
ローするという役割も明確に示しています。

　文書にして明確に示しているのは、なにもリーダーの心得に限っ
たことではありません。看護師さんの業務に関しては、採血や点滴
などの誰がみても看護師の業務とわかることもそうですが、それと
同時に、例えば、終業後の掃除も看護師さんであっても他のスタッ
フと一緒に行うように決められています。看護師さんとしてのプラ
イドのことや、他のスタッフより給与の高い看護師になぜ掃除をさ
せるのかといった意見もあるかもしれませんが、私のクリニックで
は、診療が終わったら最後に掃除をして、クリニックの業務はすべ
てが終わりとしていますから、スタッフみんなで早く終わらせて帰
ろうという仲間意識を持ってほしいという考えから、看護師さんに
もそういった業務を文書で通達してお願いしています。

　次に、事務長などの事務部門のトップに任せる権限、内容も明確
にしておく必要があると考えます。例えば、医薬品などの在庫の確
認と発注は、事務長にお願いするのか、看護師リーダーにお願いす
るのかといったことや、スタッフの採用に関しての試験や面接、広

告媒体の選択、ウェブ管理、院長のスケジュール管理、小口現金管理——などなど、事務部門のトップの仕事には多くの業務が考えられますが、どこからどこまでを任せるのかということも、しっかりと決めて、明文化しておく必要があると考えます。

このように各人の役割を明確にすると、何かある一つの課題が出てきたときに、それに関する責任と権限が明確になっていれば、その課題を解決してくれるのは誰かがわかり、その課題に直面したスタッフが、その責任者に問い合わせをするだけで課題の解消が図れます。そして、そこで**課題が解決しないような重大な内容だけが院長に相談が回ってくる、というしくみができるので、院長が診療や経営以外の仕事に忙殺されること**が減ってくるのではないかと思っています。

話は少し変わるかもしれませんが、組織内の各ポジションの役割を明確にすることと並行して、受付や会計、診察補助といった役割に関しては、基本的に**マルチタスクという概念を導入**することをお勧めします。マルチタスクとは、ある業務を一つのポジションの役割に固定しないで、すべてのポジションの役割をすべてのポジションのスタッフが理解することで、一人ひとりが最終的にはクリニックの動き全体をみえる形にすることですが、私のクリニックでも実行しています。

このマルチタスクの概念は、ホテルやリゾート地の開発・買収・運営において大躍進を遂げている星野リゾートの星野佳路社長がおっしゃっていたことです。2001年にわずか1施設だった星野リゾートのリゾート施設は、わずか10年余りで28施設に増大、いまだ留まるところを知りません。その星野リゾートの星野社長は、「ホテル業としての星野リゾート躍進の秘密は、マルチタスクだ」とおっしゃっているのです。ホテル業界においては、従来は、布団の上げ下げや食膳の用意、受付・会計などの仕事は、担当する部署

によるシングルタスクだったのですが、星野社長はそれにメスを入れて、従業員の誰でもホテル内のどんな業務もこなせる、マルチタスクにしたことが、星野リゾート大躍進のきっかけだったというのです。

　マルチタスクのメリットは、無駄なポジションに人材を置かなくてすむことです。ホテルの仕事はポジションによって仕事の忙しい時間帯が異なります。そこで、時間的に余裕のあるポジションの人材を随時忙しいポジションに回していくことで、暇を持て余す人材がいなくなる、つまり、より少ない人材で効率的に働いてもらうことが可能となるわけです。

　クリニックの業務にも、同じような傾向があると感じましたので、私のクリニックでも、マルチタスクを導入し、時間によって比較的余裕のあるポジションのスタッフが、忙しいポジションに回れるような体制をとっています。

⑪ 取引業者さんとのラポール強化

　私がセミナーで学ばせていただいている、ジェームス・スキナー氏がよく言うことに「すべてはラポールから始まる」があります。人と人との関係は、必ず信頼関係から始まるといっています。逆にいえば、ラポールが築かれていないとわかった場合は、ラポールの構築に戻って、そこから始めなければいけないとも言っています。

　私は、これらの言葉に非常に感銘を受け、ラポールの構築のためには何が必要かを深く考えました。私たち医師というのは、社会の中において上に立つ場面が多いので、患者さんに対しても、業者さんに対しても、つい上から目線でものを考えたり、言ったりしてしまう傾向があると思います。私は、常にそうならないよう気を付けなければならないと肝に銘じています。クリニックを発展させるには、スタッフや患者さんとラポールを築くと同時に、出入りの取引

業者さん方ともラポールの強化を図ることが不可欠です。

　コミュニケーションは、量より質と考えます。例えば、出入りの業者さんの筆頭に製薬会社の MR さんがいると思います。MR さんとのラポールの強化のためには面談を頻繁に行うという考えもあると思いますが、私は、MR さんと面談して、医師として求めている薬剤情報がどのくらいうまく得られるのかを考えた時、それに使う時間と得られる情報とを相対的に判断すると、いささか疑問に感じるところがあります。そこで、私は、MR さんとの日々の面談時間は必要最小限にし、と同時に、年に 2 回、出入りする業者さんを一同に会し、交流を深める場をつくっています。その交流の場で、しっかり、じっくり、業者さん一人ひとりと話をしてラポールの強化を図るとともに、出入りの業者さん同士にもよい人間関係を築いてほしいと願っています。

　具体的には、飲み会やバーベキューなどを行うことが多いのですが、本年（2017 年）は大阪ドームでの野球大会を企画しています。ラポールの構築・強化のためには、このような交流会を設けてしっかりと意思疎通を図り、日々の自分の有限な時間は、院長としての他の業務に使って、限られた時間の効率化を図っています。

　また、開業当初は、ときとして MR さんなどから薬剤勉強会に請われるような機会を提供されるかもしれません。そのような場合には、積極的に参加されることをお勧めします。なぜなら、パワーポイントなどによる資料作りを行ったり、人前で話したり、そのようなさまざまな経験ができるので、それらのことにチャレンジしてみるのも自分の勉強になるからです。このような話を持ち込む外部関係者は意外と多く、MR さん以外にも、薬剤卸業者さん、医療機器メーカーさん、あるいは人材紹介会社さんなどがいます。

　かくいう私は、近江商人の言葉でいえば「三方良し」の精神を大切にしています。クリニックにおける三方とは、患者さん、スタッ

フ、取引業者さんなど、クリニックに関わってくださるすべての皆さんのことで、その方々の物心両面の幸せを願っています。ですから、むやみやたらと取引業者さんに値引きをさせようというような考えではなく、いかにしてラポールを築いて、例えば、急に必要な薬剤があったときに、早急に手配をしていただくといった目に見えないサポートをお願いできるような関係を築いていけたらと思っています。相手も人間ですので、最後は好き嫌いが行動に出ると思います。日頃から、取引業者さんとのよい人間関係を築いているかどうかが、困ったときに結果として現れるのです。

　また、取引業者さんの立場に自分を置き換えてみた時に、出入りするクリニックの中で、どのようにみられたいのかと考えてみると、人として丁寧に扱われたいという思いが強いです。ですから、私のクリニックに出入りする取引業者さんも同じ思いをもっていると思います。そこで、たとえ相手が出入りの取引業者さんだとしても、人として丁寧に扱っていくことを心がけています。これは、医師か否か以前の問題で、人としてのあり方であると思っています。

　開業して3年、出入りの取引業者さんとのラポールは築けていますか？　否という方は最初に戻ってラポールの構築を、それなりにという方はラポールの強化を図っていく時期です。

スタッフとのラポール強化

　スタッフと信頼関係をつくるというえで大事なことは、勤務時間外に共に過ごす時間をつくることだと思います。もちろん、勤務時間内でも一定の信頼関係はつくれるとは思いますが、実は勤務時間以外の時間が、非常に重要なウエイトを占めるのではないかと考えています。

　私は、スタッフとのラポールを構築するために、開業した当初は、月に1回のスタッフとの食事会、いわゆるランチ会を欠かさ

ず行って、その中での会話を通して、スタッフたちと懇親を図ってきました。勤務時間外での会話の中では、普段、院長に直接言いにくいことをチラッとですが、スタッフが口にしてくれたり、正すべきことを指摘してくれるということもありました。それ以外にも、クリニックの中における情報収集という目的でも役割を果たしてくれたこともあります。ですから、ラポールの構築という点においては、勤務時間以外の時間を頭に入れておくことがポイントではないかと思います。

　勤務中では言いにくいことを話しやすいという点では、昼休みの食事会以外にも、最近ではスタッフの誕生日の食事会という取り組みも行っています。院長 1 人に対して 10 人を超えるスタッフが集まるような食事会では、なかなか全員の意見を引き出すことは難しくなるので、こぢんまりと開催できる誕生日の食事会は、より活用しやすいと感じています。

　また、これもスタッフとのラポールの強化にあたると思いますが、スタッフの家族との親睦を図るという目的で、私のクリニックでは、忘年会を大阪にあるザ・リッツ・カールトン大阪で行っています。忘年会には、任意ですが、スタッフには家族もお呼びしてよいと伝えてあります。あるいは、福利厚生の充実にあたると思いますが、クリニック全員で阪神甲子園球場に阪神戦を見に行くといった機会を設けて、ご家族の方にもお声掛けをさせていただいています。スタッフが、日々クリニックに働きに来られるのは、ご家族の方のサポートがあってこそだと思っていますので、ご家族の方への配慮も考えておくことが、スタッフとのラポール強化につながると思います。

　このほか、私のクリニックではバーベキュー大会も企画していますが、そこにご主人やお子さんを連れて来るスタッフは、非常に増えています。それは、今まで家族ぐるみを意識して、さまざまな取

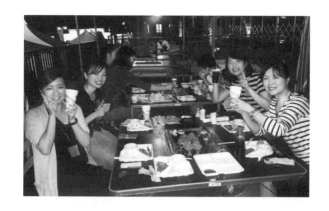

り組みを行ってきたことで、そういう雰囲気がクリニックの風土となり、より一層チーム力が高まってきたからに違いありません。

クリニックという小さな組織でも、1泊の研修旅行を計画することもラポールの強化につながると思います。往復の移動も含めて長い時間を共有することで、いわゆる同じ釜の飯を食うことになります。食事を終わった後に、車座になってみんなでさまざまなことを話し合うことで、院長とスタッフだけでなく、スタッフとスタッフの間でも、非常にいい関係性ができるのではないかと考えます。

こういった試みを何度も繰り返してきたおかげで、最近では、ありがたいことに、スタッフ同士が自発的に集まって、仲良くご飯を食べに行ったり、飲み会をする話を耳にするようになりました。**仕事の仲間＝プライベートにおける仲間という文化・風土ができつつあることを非常に嬉しく思っています。**

これらのことは、考えてみれば当たり前のことかもしれません。私たちのクリニックは、高い理念を持って集まる集団であり、高い理念の人物が集まるコミュニティーであるわけで、そうであれば当然、皆が仲良くなれる土壌はできあがっているのではないかと思うのです。

そして、特に強調してお伝えしたいのは、お互いのラポールを構

築・強化するためには、まずは、院長自らが自己をさらけ出す必要があることです。院長自身が自己開示を行うことで、院長とスタッフの垣根がとれ、よりコミュニケーションが深めていけるようになります。

　以前私は、スタッフとの食事会の席で、開業当初に採用したスタッフに断りもなしに急に辞められて自信喪失してしまったことであったり、患者さんがあまりに来なくて気に病み続けたことであったり、自分がトップダウンで指示ばかり出してしまって本当にスタッフのためになっているんだろうかとモヤモヤしていたことだったり、そういった自分自身をさらけ出す話を、スタッフに話したことがありました。その場に居合わせたスタッフは、その話をしっかりと受け止めてくれたうえで、スタッフ一人ひとりが、私の院長としての頼りなさをみるのではなく、院長の人間らしい気持ちに対して、何かしら自分たちにできることはないだろうかと考えてくれて、さまざまな提案をしてきてくれました。その時、私は私とスタッフのラポールはしっかりできていると感じました。そのことを考えても、ラポールの強化には、上から目線を捨てて、自己をさらけ出す重要性を強く感じています。

⑬　クリニックの伝統・伝説づくり

　開院して３年経ったくらいに入ってきたスタッフが、クリニックの過去の経緯を知らないということが、ままあるかと思います。開業時には苦労に苦労を重ね、改善しつつ行われている業務が、２〜３年後に入ってきたスタッフにとっては、既にマニュアルができていて、スムーズに業務を行えるということが多いのではないでしょうか。

　しかし、新しいスタッフが何の苦もなく、その業務を行えるということは、今までのクリニックの歴史があってこそ、そうできるわ

けであって、過去にいろいろなスタッフの努力で、改善に改善を重ねて現在のマニュアルが出来あがっているわけです。このような伝統や伝説が、しっかりとクリニックの中でシェアをされ、**皆で語り継ぐようになれば、次の新しい何かにチャレンジをするときには、伝統・伝説が軸となって行動に移しやすくなるのではないか**と思っています。

　さらに、クリニックに語り継がれる伝統・伝説があると、後で入るスタッフに、昔クリニックにはこんなことあったんだよ、現在クリニックがこんなことをしているのにはこういう想いがあるからなんだよ──と伝えることができ、クリニックの理念自体もシェアしてもらうきっかけになると思っています。

　例えば、前述のザ・リッツ・カールトン大阪での忘年会ですが、そこで一流を味わうということは、豪華な食事を摂ってスタッフの1年の労をねぎらうということが目的なのではありません。私たちクリニックのバリューとしている「患者さんに対して一流のケア＝サービスを提供する」に対する勉強として、一流ホテルの中でも一流といわれているザ・リッツ・カールトン大阪で、食事をしてそのサービスに触れる機会を得ることで、私たち自身も同じように患者

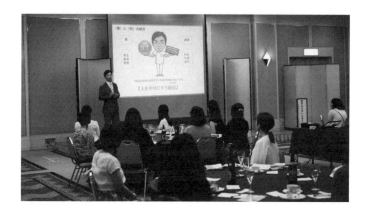

さんに対して提供するサービスの術を学ぶきっかけとしてほしいのです。そこで、忘年会は、ザ・リッツ・カールトン大阪で行うことを私のクリニックの伝統とし、これも、そこに至る経緯を新しく入ったスタッフにも伝えることで、一流のサービスを学ぶという目的を達成しようと思っています。

　また、私の想いを伝える会、略して「おもつた」も、クリニックの伝統・伝説づくりとして取り組んでいる会です。この「おもつた」という名称も、現在では「おもつた」といっただけで、スタッフ全員に意味がわかるようになっていますが、言い換えれば、それぐらいスタッフの間にも浸透しているということです。この会は強制ではないのですが、「おもつた」で通じるくらい浸透していると、会に対する参加率がアップして、スタッフが気軽に参加するようになります。その会で語る内容は、クリニックの理念のことであったり、クリニック運営に関して重要な内容も多いのですが、自由な雰囲気で参加できる会なので、時には笑いがあったり、時にはダンスをしたりして、より楽しいプログラムとなり、クリニックの伝統・伝説といえるようになってきました。

　私の想いを伝える会であっても、上から目線の一方通行のメッセージとしないことは、皆で笑い楽しみながら、私のクリニックの理念である「笑顔で楽しみながら働く」を私自身も実践し、身をもって示すことになればと考えているからでもあります。

　このほか、本を出版されているような著名な方を講師に迎えて、私のクリニックにおいて、地域の皆さまに向けて講演会を開催していますが、これも続けて行うことで、クリニックの伝統・伝説にしたいと思っていますし、同じく、地域のお子さんに向けたハロウィーン・パーティーも、今後、伝統・伝説にしていければと思っています。

　このようなイベントの企画や運営は、すべてスタッフに任せてい

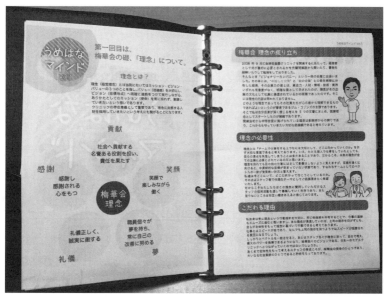

るのですが、イベントを取り仕切るのはリーダーの役割を担うということになりますので、第二次的な目的ではありますが、場合によってはリーダーの登竜門としての位置づけとして、今後リーダーとなりうるスタッフをイベントのリーダーにしてみるのもいい試みと思います。

　実は、私のクリニックでは、このようなクリニック内で語り継がれるような伝統・伝説を、スタッフにヒアリングして集積し、クレド手帳に挟み込んで、どんどんと歴史を創っています。クレドとは、ラテン語で「信念」「信条」のことで、私のクリニックでは、クリニックの業務の拠り所としている共通言語です。このクレドがあることによって、スタッフは患者さんに対して、クレドに沿った判断を自分で下して、その裁量内で人間味のある対応をとることができるようになります。このクレドは、ザ・リッツ・カールトンのスタッフが携帯しているクレドカードをヒントに、私のクリニックにおいて皆で作り上げた手帳です。

　私のクリニックの伝統・伝説についてお話ししてきましたが、何もこれが正解ということはなく、そのクリニックごとに伝統・伝説をつくっていけばいいと思っています。例えば、患者さんが250名来たときの伝説、1日のファイバーの洗浄数の伝説、1日の滅菌をかけた回数の伝説、待合室がどれだけ混雑したかの伝説、受付・会計でどのような神業が生まれたのかの伝説——どんなことでも、何かしら語り継がれるようなものがあれば、新しく入ったスタッフにもそのクリニックらしさがイメージしやすいと思います。

　私のクリニックでは、毎日の終礼の場で皆でハイタッチをするのですが、これも、立派な伝統・伝説だと思っています。そして、どの伝統・伝説も1回目は、当然ですが慣れていないので、不安に思ったり、恥ずかしかったり、この先どうなるのだろうと思ったりもするのですが、慣れればなんていうことはなくなるわけであって、逆に、しないと気持ち悪いというぐらいの感覚になります。昔から、継続するには、3日、3週間、3カ月、3年——などといわれていますが、継続していくことによって、クリニックとしてのらしさというものが出てくるのではないかと思っています。

⑭　新卒採用

　私が開業した時を思い返してみれば、スタッフはすべてパート採用で、その中で午前と午後のシフトを組む体制をとっていました。患者さんが増えたときを想定しつつも、患者さんが来なかったときのことも考えて、常勤スタッフに掛かる固定給与を抑えるために、パートスタッフのみでスタートしたのです。ある期間が過ぎて、地域の方々にもクリニックの存在を知っていただけ、患者さんの数が安定してくると、常勤スタッフの雇用を考える時期がきます。それでも、1年くらいでは、スタッフの教育ということころまではとても手が回りませんから、実際には、実務経験のある中途採用を検討

することになるのではないかと思います。

　私の場合、開業3年目に、今でも世話になっている開業コンサルタントさんから、新卒採用を勧められて、1名だけ新卒のスタッフを採用しました。その時採用したたった1名のスタッフが、非常に頑張ってくれて、その頑張りを他のスタッフ皆が受け入れてくれたといういきさつがあって、それからは、毎年5、6名の新卒者を採用してきています。クリニックに勤めるスタッフのほとんどは女性なので、結婚・妊娠・出産という人生のイベントを経なければなりませんので、そこを加味して人材採用をしていく必要がありますが、総じて、新卒採用には、やる気があって、非常に素晴らしい人材が多いと思っています。

　開業コンサルタントさんが私に新卒採用を勧めた理由は、クリニックの理念教育をしやすいことと先輩スタッフの伝える力がつくことの二つでした。実際に新卒を採用して、このアドバイスをなるほどと思いました。

　中途採用の場合、社会人として自分の理念や信条を持った方が多いので、その理念や信条を、私のクリニックの理念や信条に合わせることは難しいと思いますし、それを教育する先輩スタッフにも遠慮が出てくるのではないでしょうか。逆に、経験はあっても、理念や信条を持たない、何の考えもなく仕事をするような人材なら採用できないとも思っています。その点、新卒採用の場合は、今まで社会に出ていない分、何も知らない状態、何色にも染まっていない、いわゆる無地のキャンパスの状態で入職します。そこで、クリニックの理念や信条、あるいは仕事観をゼロから教育することができるので、クリニックの理念に心から共感し得る人材をチームに迎え入れることが可能となります。また、教える側も、やる気があって何でも受け入れようとしている新人には、教えやすいということもあるでしょう。さらに、先輩スタッフは、教えるという立場になる

と、社会的常識や仕事の内容・方法を的確に伝えなければならないので、業務内容を再確認するとともに伝える力も身につけ、一回り成長します。

　ただし、育てることができる環境になってからでないと、つまり、教育する余裕ができてからでないと、新卒採用は難しいと思います。その辺りのバランスを考えると、3年目くらいから新卒を採用することを念頭に置いて、事前から検討・準備しておくべきなのではないでしょうか。

　私は、クリニックというのは女性の職場だと思っているので、そういう職場であるからには、結婚や出産、育児といった人生のイベントを通して、女性の社会に出る場を提供することを、自分の使命と考えています。新卒者を採用するということは、いろいろな人生のイベントを経る女性を採用することになるわけですが、そういう女性を多数採用していれば、そのうちの1人や2人が人生のイベント中であっても、その他のメンバーがカバーしてくれます。経験者は、その状況をよく理解できますから、快く協力してくれるのです。スタッフにイベント中の人がいても、それが継続的になれば、順に回って安定した運営ができるようになると感じています。

　現在、私のクリニックでは、女性が働きやすい職場を目指して、保育所を創設するといったことも視野に入れて奮闘しています。私のクリニックで雇用を増やすということに関しては、特に、女性が社会に貢献したいという姿勢をサポートする事業にあたると思っています。この事業に関しては、自分の中で強く深くコミットして、頑張ってやっていこうと誓っています。スタッフの雇用人数が増えるということは、地域、ひいては日本に対しての貢献につながると位置付けています。つまり、このことは、クリニック、そして、私自身のミッションである「医療を通して日本を明るくする」ということの一つの取組みでもあるわけです。

● Epilogue ●

三つ子の魂百まで

　私の本をここまで読んでいただき、ありがとうございました。「三つ子の魂百まで」ということわざもあるように、クリニック経営においても、開業初期の自分のあり方ややり方の過ちを後になってただすことは非常に難しいと考えます。だからこそ、私は、この本を書くことによって、開業を志してから3年目を迎えるまでに育むべき「三つ子の魂」を、皆さんにお伝えしたいと考えました。

　開業してから思うことですが、年齢を経るごとに、自分自身の頭が固まるといいましょうか、**思考の柔軟性が乏しくなることに対して、常に危機感を覚える**ようになりました。何の気なしにいわれたスタッフや後輩の言葉、あるいは患者さんや出入り業者さんからのご指摘、そういったものに対して、自分自身が本当に素直にそれを受けとめて、対応しているのだろうかと……。かの有名なパナソニックの創業者でもおられる松下幸之助さんは、常に、自分自身が素直でいられるかどうかを日々の課題として仕事に取り組まれていたそうですが、まさに私も、同様に素直な心をもって、スタッフからの意見、あるいは患者さんからのご指摘、あるいは業者さんからのご指摘に対して、真摯に対応できているかについて、常に自分に問いながら日々の業務を行っています。私が医師になりたての頃に、常に素直な心を持って学習をし続けるという医師としてのあり方を説いてくれたのは両親で、今はそのことに非常に感謝しています。

　また、開業当時、医師としてのおごりや高ぶりというものを戒め、自省を促してくれたのは父でした。その時から、医師だからというおごりや高ぶりは持たず、常に謙虚に前向きに勉強し続ける人

でありたいと思ってきました。実際のところ、**おごりや高ぶりを捨てるということは、学生の頃から優秀であるというレッテルを貼られていた医師にとって、勤務医であっても、開業医であっても、通過すべき人生の最初の関門ではないかとさえ思っています。**

　そして、その関門を通過するには、自分自身がどんな人と付き合うかによって大きく結果が異なるのは事実だと確信しています。しばしば、「周囲にいる7人の平均があなたである」といわれますが、今、皆さんが頻繁に連絡をとり、会話をし、仲良く付き合っている周囲の方の7人があなたを表しているというのです。これは、それほど人は、近くにいる人の影響を受けやすいということです。「Proximity is Power（近接さは力なり）」とは、自己啓発の大家、アンソニー・ロビンズの言葉ですが、自分の近くに置く人を、どれだけ慎重に選んでいくかが大事になるのではないかと考えます。

　医師としてのおごりや高ぶりを取り去るために、私は、他業種の方の集まりの中に飛び出していくことになりました。最初、私は、開業医同士の勉強会を通して、医療ばかりでなくクリニック経営を学ぶコミュニティーを広めていきたいと思いましたが、その種の勉強会に講師としてお呼びする先生方は、ある意味での三つ子の魂を持っておられる方ばかりで、既に経験者として熟練しているので、なかなか、医師が経営を学ぶということにご賛同いただけなかったのが現状です。

　そこで、開業医が集まる勉強会に参加するたびに、どうして経営マインドそのものを知らずして、クリニックを開業してやっていけるのかと真剣に悩んだものです。実際には、知らずしても、ただ、やっていくだけならやっていけるとは思います。今の日本の医療情勢においては、経営そのものをそれほど深く学ばなくても、それなりに仕事はできるでしょう。特に、地方においては、そのような傾

向が強いと思います。しかし、少子高齢化は一層進み、これからの
医療情勢は必ず変わります。現在、歯科業界ですでに起こっている
勝ち組・負け組に、医科業界も直面する時がやって来ます。その状
況を考えた時、現状に甘んじるクリニック経営がどうなるかは、私
は、自明のことであると思っています。

　また、開業後、患者さんがどんなに大勢来られても、院長がただ
ただ診察に忙殺されているとしたら、成功と言えるかどうかは、私
にははなはだ疑問です。診療が忙しいということをどのような価値
として捉えているのかにもよりますが、その**忙しいということが、
その医師にとって本当に求めていることであったのか**……。仮に求
めていないことであったなら、それは、何かを変える必要があるの
ではないでしょうか。

　「衣食足りて礼節を知る」という中国の故事がありますが、私
は、たくさんの方々や社会にお世話になり、現在に至っていると
思っています。お陰様で、今は、自分のクリニック運営だけでな
く、少し周りの社会にも目が行くようになりました。そこで、自分
としても少しでも社会貢献をしていきたいという思いがあります。

　それを形に表そうと、この本を書いている 2016 年、WIT
（ウィット・World in Tohoku: http://worldintohoku.org/）という、東
日本大震災後の東北地方の社会起業家を支援している支援団体で、
アクセラレーター（支援者）として活動を始めました。社会起業家
という言葉は、日本ではまだ馴染みが浅いと思いますが、世の中の
社会問題を事業を通して改善しようとしている人たちのことです。

　震災後の東北地方には、これから世界中のどこででも起こりうる
社会問題が山積していました。例えば、親を失ったり、家を失った
りした貧困家庭の子どもの教育への取組みであったり、仮設住宅に
住むお年寄りの介護予防のための取組みであったり……。災害直
後、行政は目の前の復興事業に力を注がなければならないので、ど

うしても手が届かなくなってしまう、これらの課題を何とかしようと立ち上がった人たちが東北地方にいました。そして、そこにある諸問題は、何も震災のあった東北地方だけの問題ではなく、日本の、いえ世界に起こっている問題でもあったのです。しかし、そこで立ち上がった社会起業家たちは、経営や組織のガバナンスに関する知識は持ち合わせていない場合が多く、事業は思うように進みません。

そこで、その社会起業家たちを何とか支援しようと立ち上がったのが、一流企業の取締役や国立大学の経営学の教授など、さまざまなスキルを持った人たちの集まり、WIT です。私も、その中で、同じ起業を行った者として、何かお手伝いができるのではないかとの想いで参加することにしました。WIT では、実際に起業を経験し事業を発展させている者の強みがお役に立てるのではないかと思ったのです。

WIT に参加することは、私のミッション「日本の未来を明るくすること」につながるでしょうし、一流の方々とお会いし、さまざまな課題に取り組み、それに対する考えをシェアすることで、私自身の新たな学びにもなっています。

一方、自分のミッションでもある「医療を通して日本の未来を明るくする」ということに関しては、自分だけで行うことの限界を感じてもいます。そこで、**全国の開業医の皆さまと多くの時間を共有し、ともに成長しながら、力を合わせてミッションを達成できたらいいなと強く願っています**。その願いから、M.A.F（Medical Activation Federation: 医療活性化連盟）という開業医同士のコミュニティーを立ち上げたのです（URL:maf-j.com）。M.A.F では、医院運営、スタッフ教育、日々進歩する医療技術への対応など、クリニックが抱える諸課題を日本全国の開業医の皆さんと語り合い、情報を共有し、ともに成長することで、地域社会への貢献、

大きくは、日本へ貢献して、日本全国に活気があふれることを目指していけたらと思っています。

　人にとっての「三つ子の魂」は、この世に生を受けた時から、両親や家族によって育まれてくるものでしょう。クリニックを人に置き換えれば、開業してから3年目が、まさに三つ子です。人も幼い頃に備わった性格や心がまえは、なかなか変えにくいのと同じように、クリニックの運営も最初の3年が勝負だと思っています。

　私はこの本で、さまざまな取組みについてお話ししてきましたが、皆さんも既に気づかれたように、行っている一つひとつの取組みは、ある課題を克服するために始めたことであっても、他の課題の克服にも一役かっている場合が多いといえます。例えば、患者さんや地域の方々とのラポールの構築のために行うイベントをスタッフに任せることで、スタッフの教育にもなっていますし、スタッフとスタッフのラポールの構築にもつながっています。このことは、一つひとつの取組みが場当たり的なものではなく、その先にはクリニックの目的が存在することに他なりません。

　皆さまにおかれましては、まずはクリニックとご自身のミッション・ビジョン・バリューを確立して目標・目的を設定し、それを基に三つ子の魂をしっかり腑に落とし、3年の間に揺るぎないクリニックの基盤を築かれますよう、心より願っています。

　最後に私自身が「バリュー」として大切にしている梅華通信というスタッフに向けての行動指針を添付させていただきます。先生方にとってのバリュー構築の一助となりましたら幸いです。

　ご縁に感謝

医療法人　梅華会グループ　理事長
梅岡耳鼻咽喉科クリニック　院長　梅 岡 比 俊
M.A.F 主催者

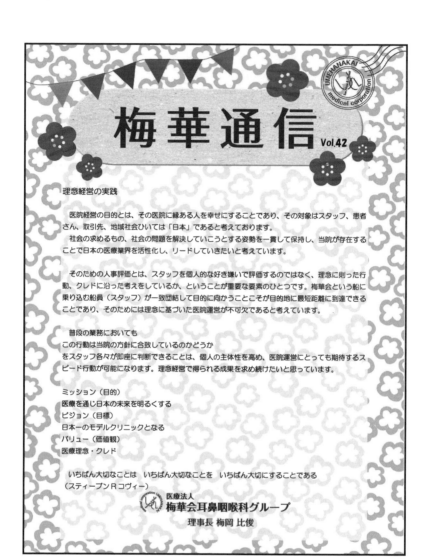

梅華通信 Vol.42

理念経営の実践

医院経営の目的とは、その医院に縁ある人を幸せにすることであり、その対象はスタッフ、患者さん、取引先、地域社会ひいては「日本」であると考えております。

社会の求めるもの、社会の問題を解決していこうとする姿勢を一貫して保持し、当院が存在することで日本の医療業界を活性化し、リードしていきたいと考えています。

そのための人事評価とは、スタッフを個人的な好き嫌いで評価するのではなく、理念に則った行動、クレドに沿った考えをしているか、ということが重要な要素のひとつです。梅華会という船に乗り込む船員（スタッフ）が一致団結して目的に向かうことこそが目的地に最短距離に到達できることであり、そのためには理念に基づいた医院運営が不可欠であると考えています。

普段の業務においても
この行動は当院の方針に合致しているのかどうか
をスタッフ各々が即座に判断できることは、個人の主体性を高め、医院運営にとっても期待するスピード行動が可能になります。理念経営で得られる成果を求め続けたいと思っています。

ミッション（目的）
医療を通じ日本の未来を明るくする
ビジョン（目標）
日本一のモデルクリニックとなる
バリュー（価値観）
医療理念・クレド

いちばん大切なことは　いちばん大切なことを　いちばん大切にすることである
（スティーブンRコヴィー）

医療法人
梅華会耳鼻咽喉科グループ
理事長 梅岡 比俊

■ 梅華通信 42 号（理念教育）

JCOPY 498－04848

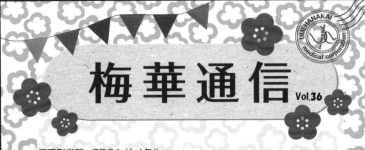

循環型学習～PDCA サイクル～

　梅華会では毎月の目標を立てて掲示していますが、目標を設定したあとも、定期的な振り返りが大事であることは十分にご理解いただけるかと存じます。

　現状と、得たい目標を近づけるために計画（P（Planning））がスタートします。そして実行していく（D（Do））のですが、よくあることが、計画だけたてて振り返りを行わないこと。せっかくの目標を継続して生かし、次につなげ、行動するチームであり続けたいと思っています。必ず実行できたかをミーティング等でチェックして（C（Check））改善を行うということになります（A（Act））

　そしてSMARTの原則に沿って計画がしっかりできていれば、評価すべきことは明確になっている筈です。評価をしっかりと行い、得たい成果と照らし合わせ、修正を重ねていく。そして再度目標の設定を見直し（P（Planning））サイクルを回し続けていきます。

　PDCAPDCAPDCA・・・・

　千里の道も一歩から。
　毎月の目標の進捗修正に役立つのが循環型学習モデルだと思います。らせん階段のように周りながら上昇を続け、気がつけば大きな成果が達成されています。

　聞いただけでは、何も変わらない。知っていても行動しないなら、知らないのと同じです。
（ピーター・セージ）

医療法人
梅華会耳鼻咽喉科グループ
理事長 梅岡 比俊

■ 梅華通信 36 号（PDCA サイクル）

ご意見・ご感想をお待ちしております

　本書をお読みいただき、お気づきやお感じになられた点、疑問に思われた点や、より深くお知りになられたい点等ございましたら、ご遠慮なく、以下のメールアドレスまでお送りいただけますと幸いです（お送りいただく際には、お名前、ご所属についても付記ください）。

　読者の皆さまからお寄せいただいたご意見・ご感想は、今後のクリニック経営や執筆活動等の研鑽に活かせるだけでなく、これらの諸活動への大きな励みとなります。

　ですので、お手数とは思いますが、何卒、よろしくお願い申し上げます。

※　ご連絡をいただいた方には、本書で紹介しきれなかった梅華通信のバックナンバー（50号分）の電子データをお送りいたします。

〔お送り先〕

梅岡比俊メールアドレス
umehanakai@umeoka-cl.com
※　QRコードをスキャンすることで直接お送りいただけます。

梅岡比俊（うめおか　ひとし）

兵庫県芦屋市生まれ
1999年　奈良県立医科大学卒業
2001年　野口病院耳鼻咽喉科（別府）
2002年　星ヶ丘厚生年金病院耳鼻咽喉科（大阪）
2004年　耳鼻咽喉科麻生病院（札幌）
　　　　耳鼻咽喉科認定医取得
2007年　市立奈良病院耳鼻咽喉科
2008年　梅岡耳鼻咽喉科クリニック開設
2011年　医療法人梅華会理事長
　　　　阪神西宮に分院開設
2013年　芦屋に第三分院開設
2014年　尼崎武庫之荘に第四分院開設
2016年　神戸市東灘区に第五分院小児科開設
　　　　開業医コミュニティー M.A.F 発足
2018年　尼崎市・西宮市に第六・七分院小児科
　　　　開設
　　　　東京都豊島区東長崎に第八院
　　　　消化器内科開設

クリニック開業ロケットスタート戦略
〜開院3年でその後の開業医人生が決まる〜　　　Ⓒ

発　行　2017年 5月15日　1版1刷
　　　　2017年 6月10日　1版2刷
　　　　2020年 7月10日　1版3刷

著　者　梅　岡　比　俊

発行者　株式会社　中外医学社
　　　　代表取締役　青　木　　滋

　　　　〒162-0805　東京都新宿区矢来町62
　　　　電　話　　（03）3268-2701（代）
　　　　振替口座　　00190-1-98814番

印刷・製本/三和印刷（株）　　　　　＜ HI・YK ＞
ISBN978-4-498-04848-5　　　　　Printed in Japan